10代、20代のうちに気づいて欲しい

それって円《えん》錐《すい》角《かく》膜《まく》？かもしれません

早くみつけられれば進行を止める方法があります！

医学博士　加藤 直子

ライフサイエンス出版

はじめに

みなさん、円錐角膜《えんすいかくまく》って聞いたことありますか？　眼科医ならば誰でも知っている病気ですが、一般の方にはあまり知られていないと思います。円錐角膜は思春期から青年期にかけて近視と乱視が急激に進行し、年齢とともに悪化する病気で、なかには角膜移植が必要になる人もいます。この病気は長いあいだ不治の病で、軽くすむのか、それとも重症になるのかは予測できず、進行を止めるための治療法もなく、ただメガネで矯正し、見えなくなったらコンタクトレンズをして、コンタクトレンズができなくなったら角膜移植をするしかない、という病気でした。

私は眼科医になって、専門医試験にも合格してしばらくしてから数年のあいだ、東京の近視矯正手術の専門クリニックに勤務していました。円錐角膜の患者さんは進行する近視と乱視に非常に困っている方が多く、たくさんの患者さんが受診に来られていました。レーシックなどの近視矯正手術は円錐角膜の患者さんには絶対にしてはならない手術で、円錐角膜の疑いが少しでもある患者さんには「あなたにはレーシックなどの手術は絶対にできません。コンタクトレンズで我慢してください」と言うことしかできませんでした。円錐角膜の患者さんは、メガネでは十分な視力が出ないのでコンタクトレンズをするしか選択肢がありません。さらに重症になってくるとコンタクトレンズの装用感が悪くなったり落ちやすくなったりして、長時間使えなくなったり、スポーツや屋外活動にも制限が出てきたりします。ですから、手術ができないと聞くと本当にがっかりする方もいました。さらに、海外などでごく初期の円錐角膜に対してレーシックを受けてしまったばかりに、術後に角膜移植が必要なくらい悪くなってしまった人もいました。

そのような仕事をしばらく続けているうちに、私は「あなたは円錐角膜だから手術ができません」と言うのがだんだん嫌になってきました。円錐角膜なのだからどんなに辛くてもコンタクトレンズをするしかない、それでもコンタクトレンズをすれば見えるのだからありがたいと思いなさい、と言わんばかりの説明をするのが嫌になってきたのです。患者さんは自分の視力が、どこまで悪くなるのかわからず、薬や本人の努力で悪化を予防することも治すこともできず、ただ角膜移植が必要な状態になってしまうことを恐れることしかできない。そんなのきっと、とても不安だろう、とも思っていました。

そう思って何年か過ごしているうちに、あるとき病院の図書室でアメリカの眼科専門雑誌を読んでいたら、興味深い記事が目に入りました。「角膜クロスリンキング」という新しい治療に関する論文で、本当にたまたまでしたが、その論文はヒトの円錐角膜に対して角膜クロスリンキングを行った最初の報告として、後にとても有名になった論文でした。それからしばらくして、角膜クロスリンキングは円錐角膜の進行を停止させることのできる治療として普及しはじめました。そして、この角膜クロスリンキングの登場によって、円錐角膜の診療は突然、それまでとはまったく違うステージに入ったのです。進行を止められるようになったことで、病気の早期発見の重要性が大幅に高まりました。また、円錐角膜の原因を究明しようとする研究も盛んになり、さまざまな新しい手術が提案されるようになりました。

私自身も角膜クロスリンキングを日本に導入し、２００７年に、恩師である慶應義塾大学眼科教授の坪田一男先生と一緒に第1例目を執刀しました。その後、円錐角膜の患者さんを多く診察し、これまでに３００例以上の手術を行ってきました。そのなかで強く感じてきたことは、日本国内では円錐角膜という病気そのものが知られておらず、興味をもってもらえず、そのため一部の患者さんしか角膜クロスリンキングの恩恵を被ることができていない、ということです。いまだに多くの患者さんは、円錐角膜が見つかったときにはすでに進行してしまった状態になっています。たとえば、円錐角膜を検出するような検査を学校検診で導入すれば、もっと早いうちに病気が見つかって、軽いうちに進行を止めることができ、我慢してコンタクトレンズをしなくても、ときどき裸眼やメガネをかける程度で一生過ごせるのではないか。いつか角膜移植を受けなくてはならなくなるという恐怖を抱えて暮らす必要はなくなるのではないか。そのような思いから、今回、一般の方を対象に円錐角膜について知っていただくために、この本の出版を企画しました。

この本を読んでいただくことで、少しでも円錐角膜に対する理解が広まり、1人でも多くの患者さんが早い時期に治療を開始していただけるといいな、と思っています。

令和元年　夏　　　　加藤 直子

もくじ

Column コラム

1章

まずは近視について

近視って、そうなんだ！

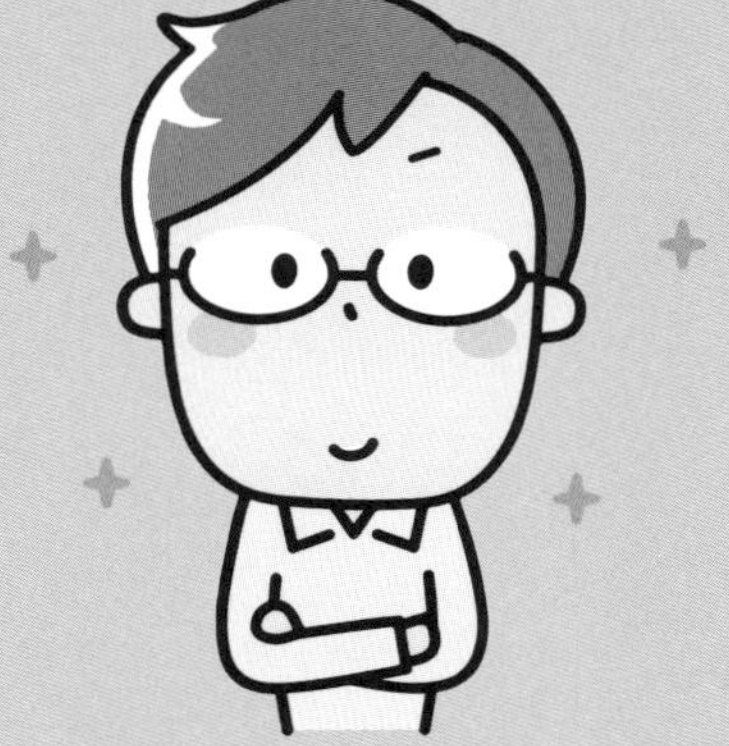

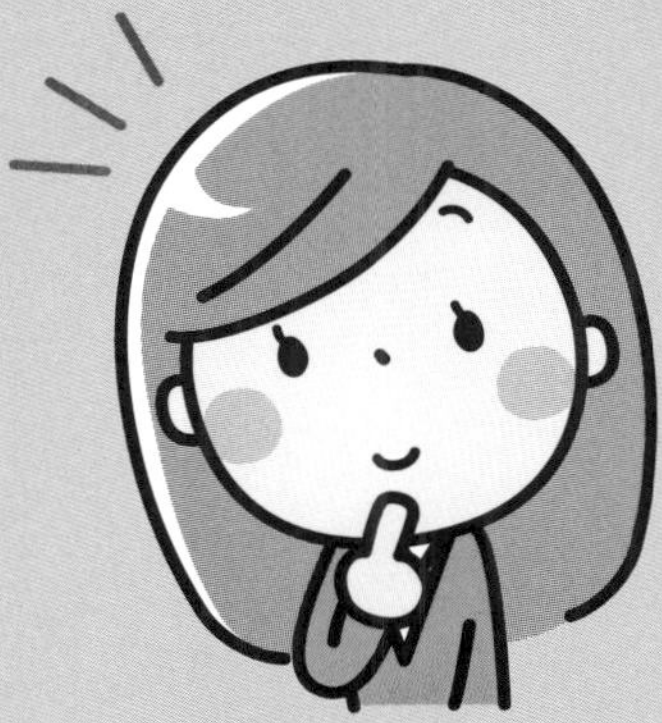

円錐角膜についてお話しする前に、まずは青少年の近視についてお話ししたいと思います。というのは、円錐角膜と近視の進行は切っても切れない縁があるからです。

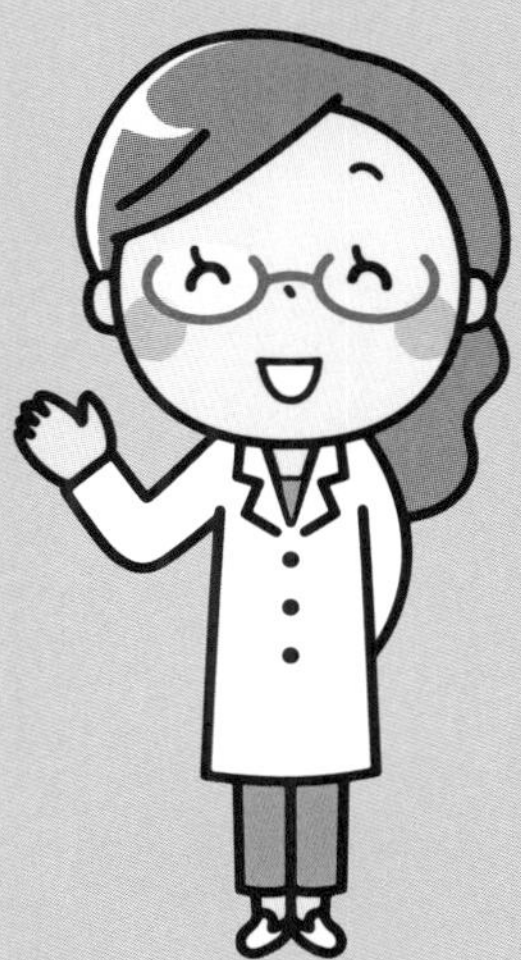

1

近視大国ニッポン！

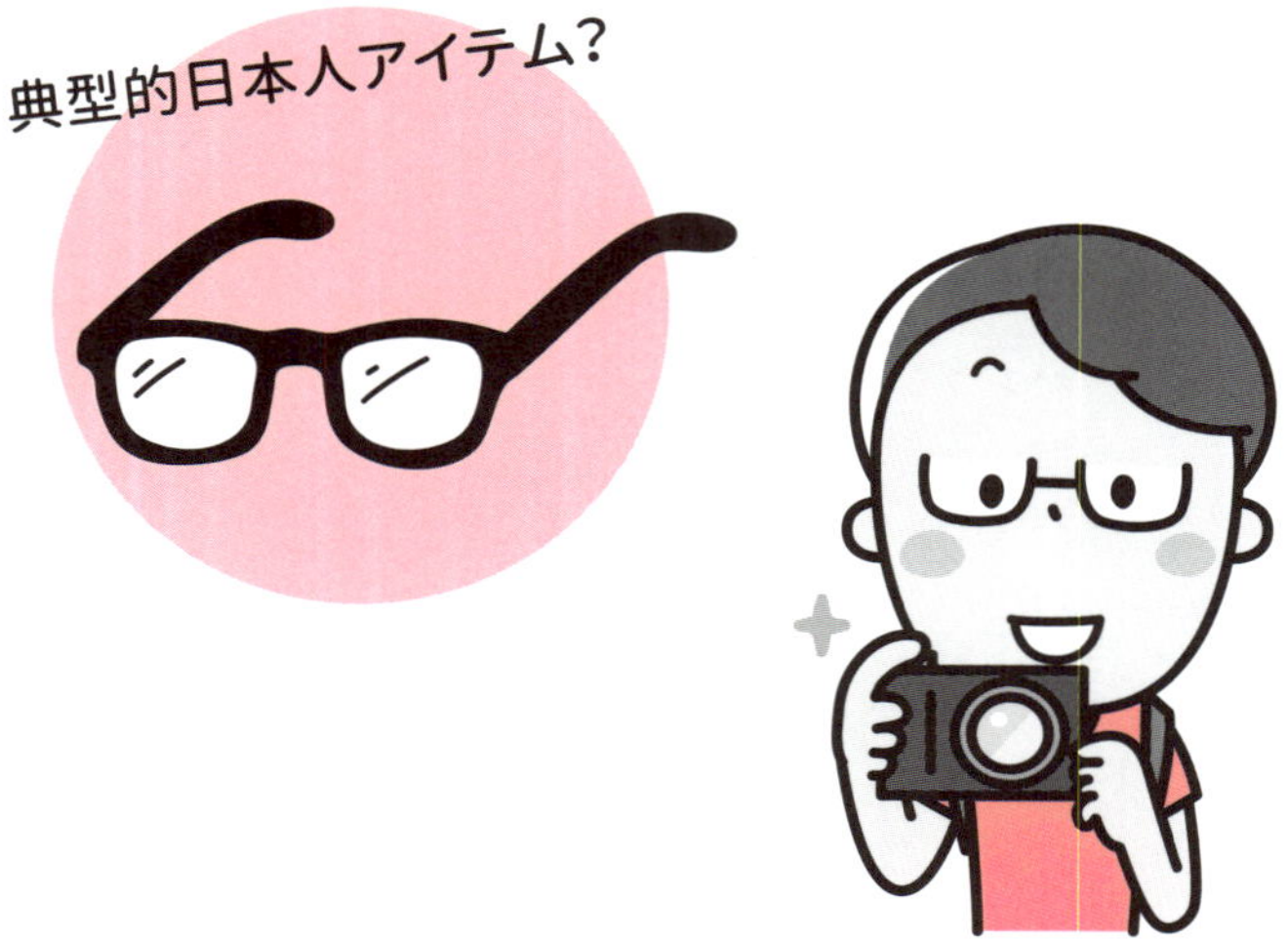

日本は近視大国です。ひと昔前、日本人を象徴するマンガなどで7対3に分けた前髪にメガネ、カメラにスーツといった姿の男性が日本人のアイコンとして描かれていたのを覚えている方は多いと思います。日本人の何パーセントが近視か、ご存知でしょうか。いろいろな統計がありますが、日本人の約半数、50％程度の人々は近視で、メガネやコンタクトレンズなどの矯正器具を必要としています。これは、日本だけではありません。中国や韓国などの東アジアの国々でも同じような傾向がみられています。一方で、欧米人やアフリカ人ではもっと近視が少なく、人口の10～40％程度のようです。

日本人の約半数が近視

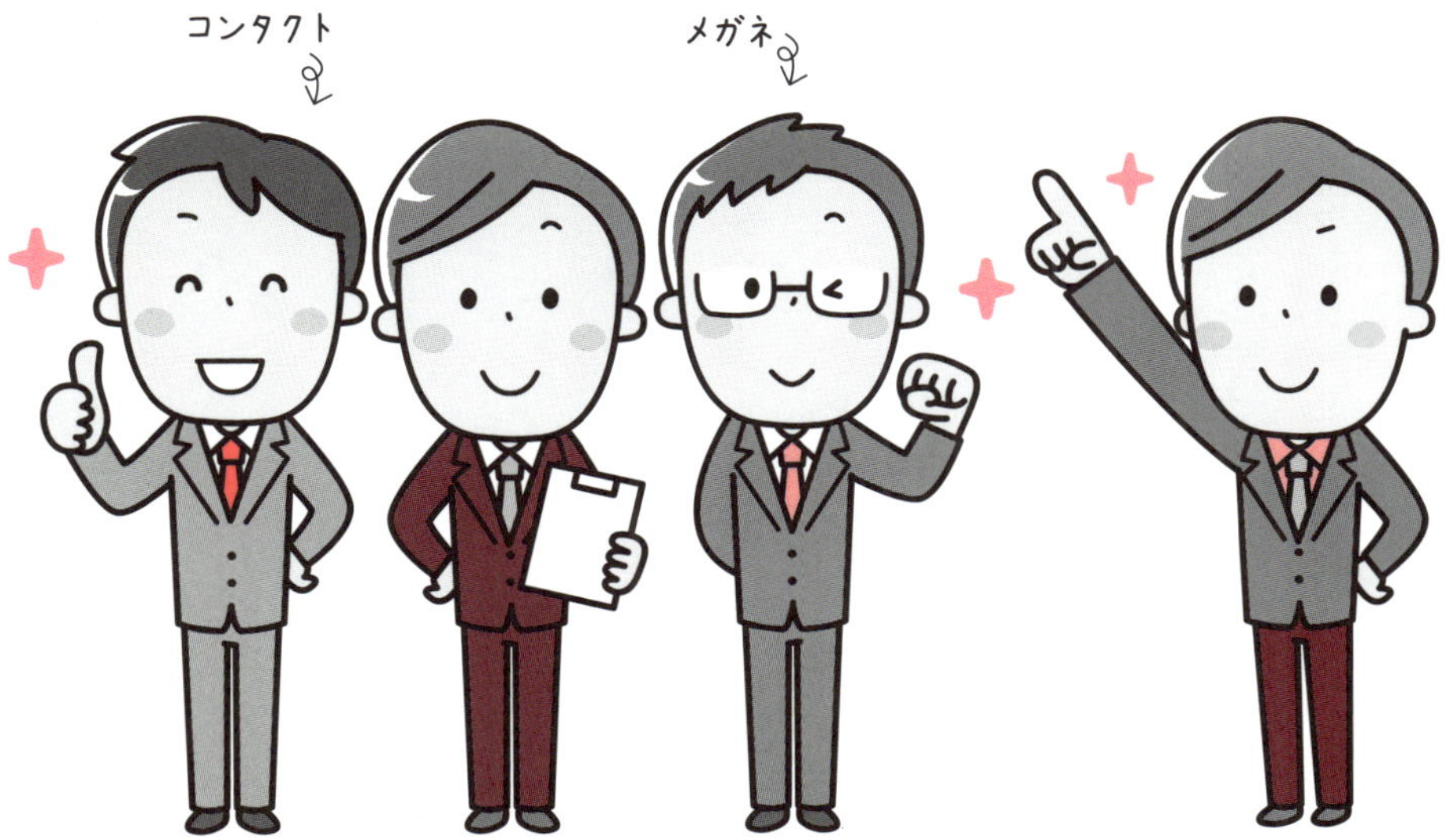

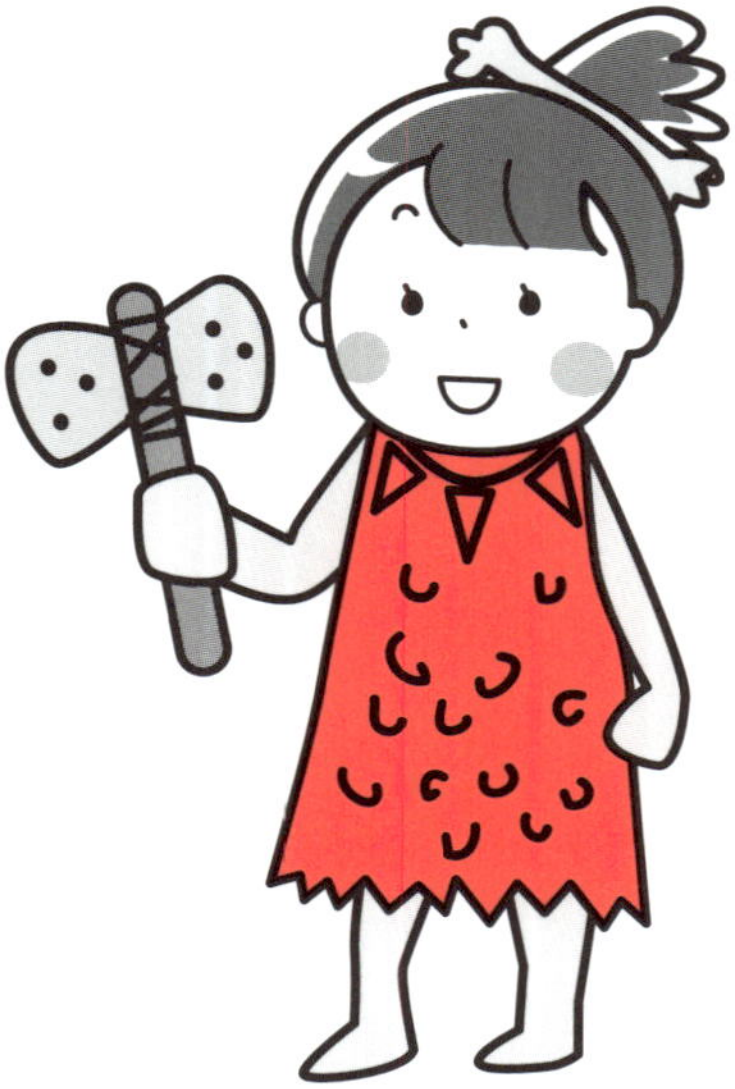

現代は近視のほうが適している？

大昔ならば、狩猟のため、または野生動物から身を守るためにも、食べ物を見つけるためにも、遠くにいる動物や植物が見えたほうが生き延びる確率が上がったのかもしれません。けれど、現代社会では遠くを見る必要があるのは運転のときやゴルフや野球やテニスなどのスポーツをするときぐらいで、ほとんどの人は建物のなかでの生活時間が長いため、近くがよく見えるほうが便利なことが多いのです。ですから、近視は現代社会に適応した目の状態だと考えることもできます。

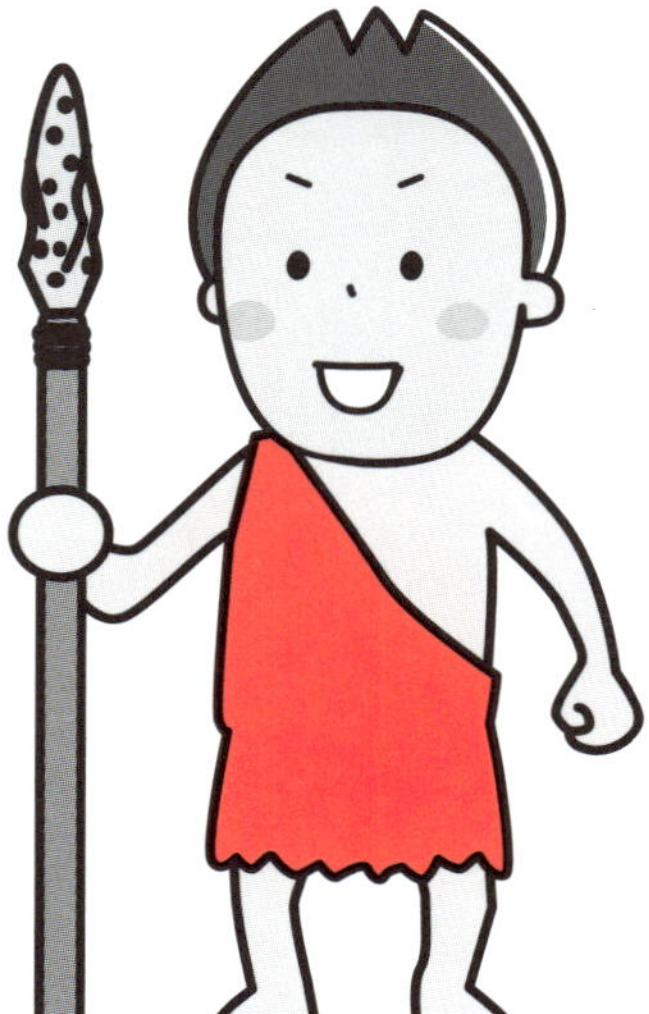

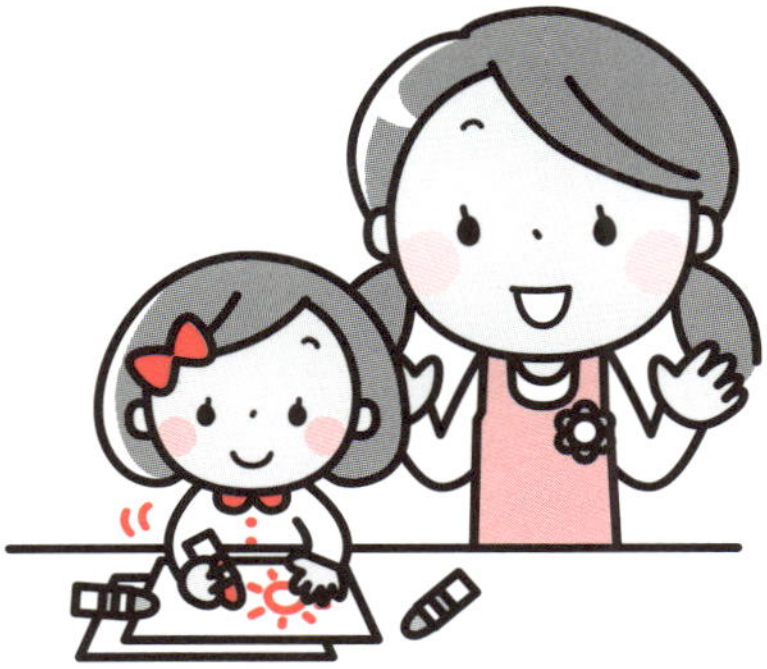

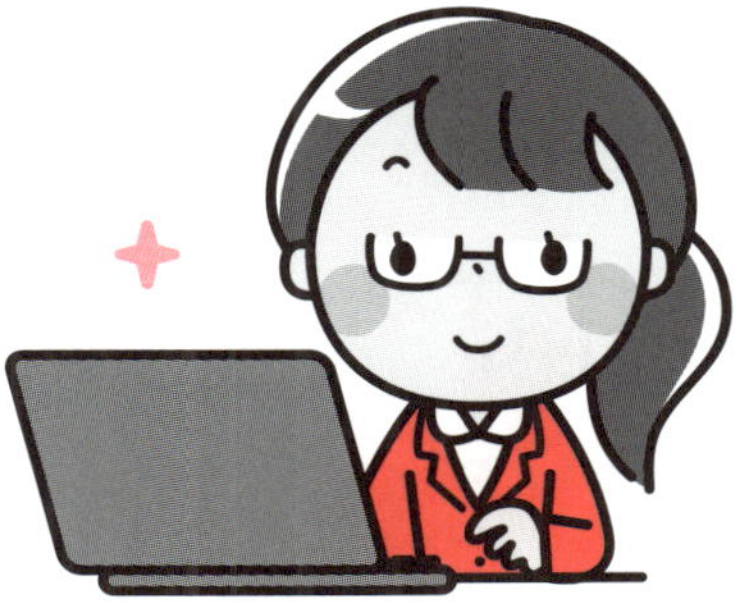

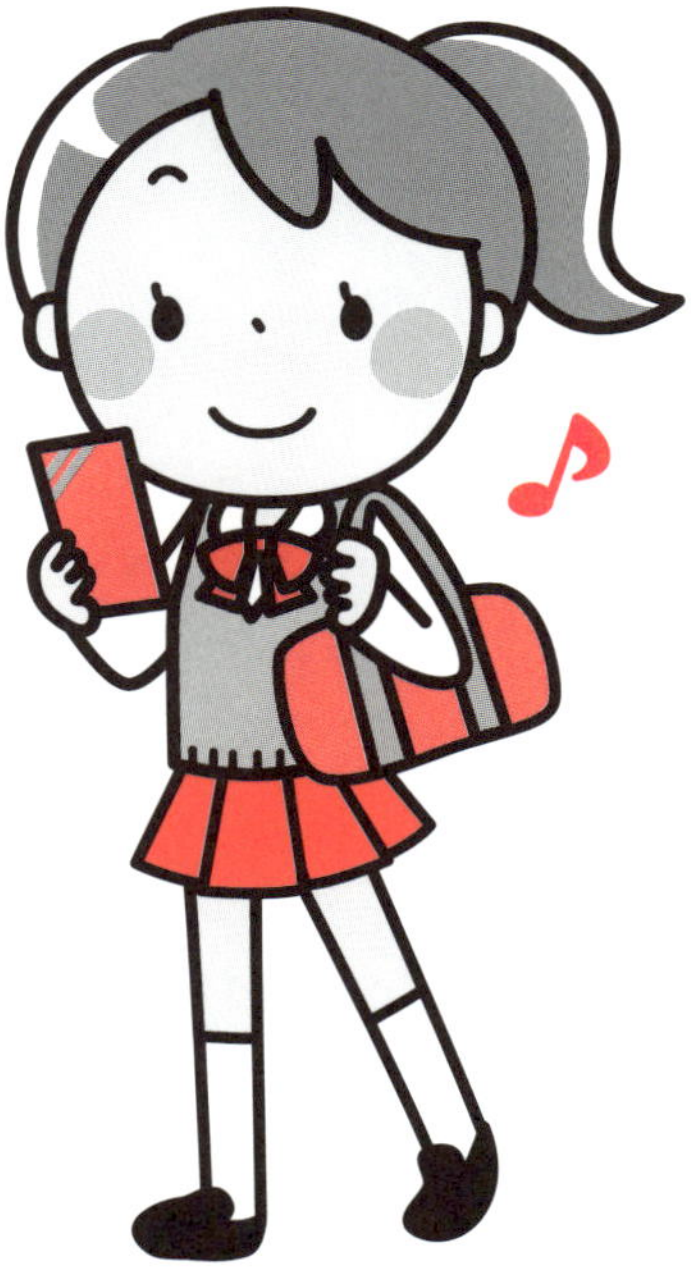

そうだとしても、特にこの数十年でアジア諸国の近視人口は増えてきているといわれています。さらに若い年代での近視の割合が増えたといわれています。その原因ははっきりとはわかっていませんが、最近の研究では子供の頃に外で遊ぶ機会が減って日光に当たる時間が減ってしまったこと、小さい頃から受験や塾での勉強が増えたこと、スマートフォンやタブレット端末の普及により近くを見ている時間が増えたこと、そして、ブルーライトに当たる時間が増えたことなどが原因ではないかと言われています。

2

近視のしくみ・遠視のしくみ

メガネやコンタクトはどうやって矯正しているの？

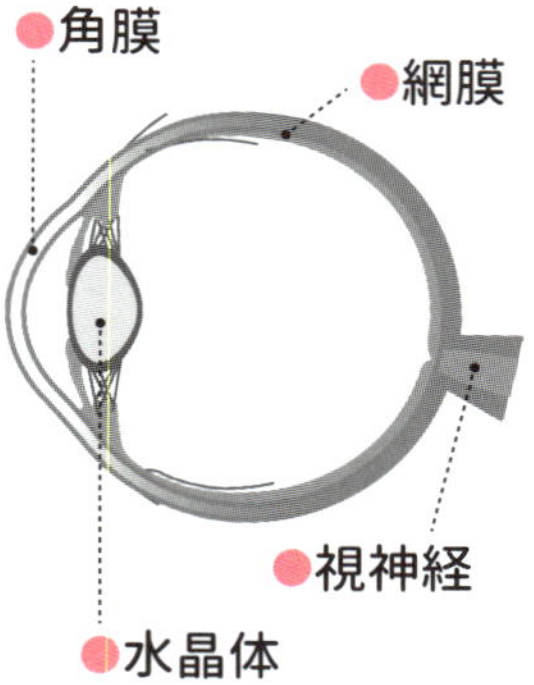

眼球の構造はよくカメラにたとえられます。前方から入ってきた映像は、角膜《かくまく》と水晶体《すいしょうたい》という二つの部分で屈折して眼の中に入って行きます。これは、ちょうど凸レンズで光を集める仕組みに似ています。角膜と水晶体で屈折した映像は、眼の中の網膜《もうまく》に焦点を結び、これによりはっきりとした像が網膜に映り、電気信号に変換されて視神経を通って脳に伝わり、ものが見えた、とわかるようになっています。

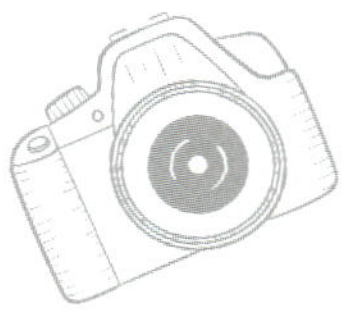

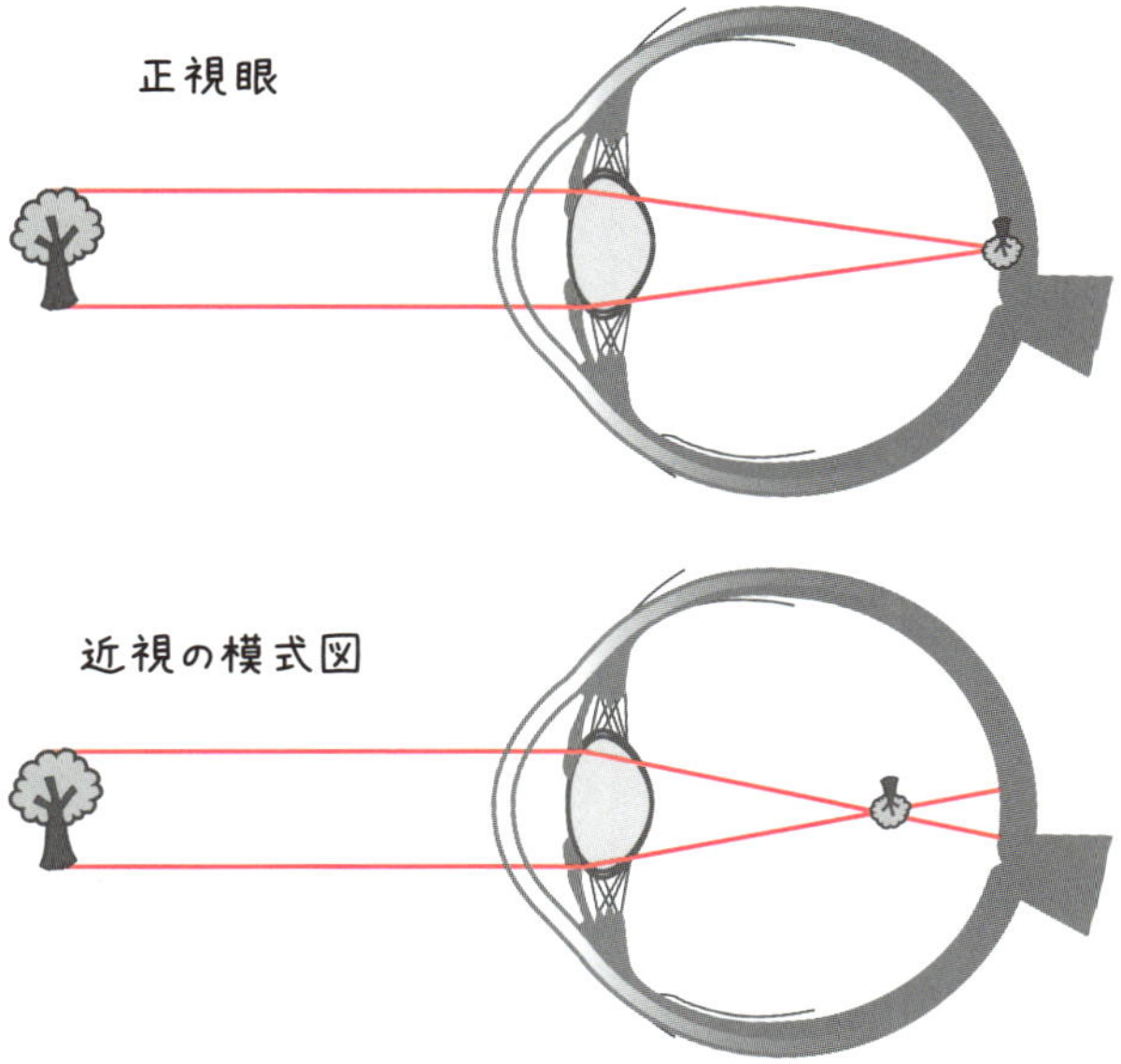

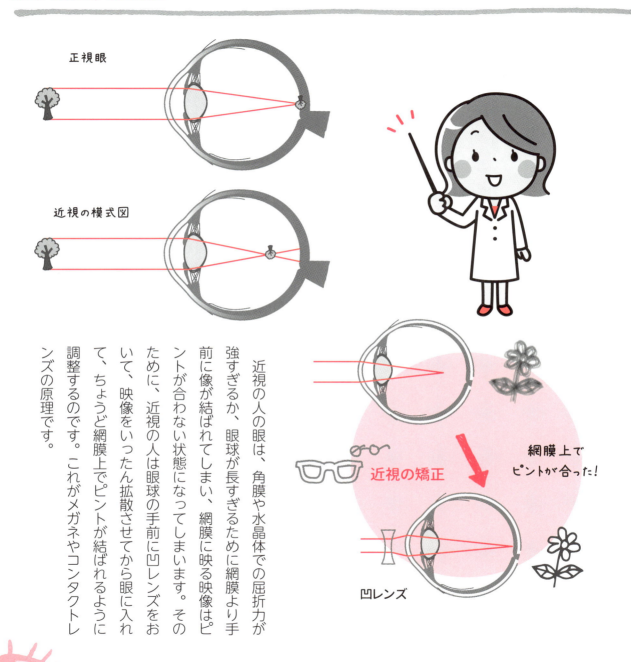

近視の人の眼は、角膜や水晶体での屈折力が強すぎるか、眼球が長すぎるために網膜より手前に像が結ばれてしまい、網膜に映る映像はピントが合わない状態になってしまいます。そのために、近視の人は眼球の手前に凹レンズをおいて、映像をいったん拡散させてから眼に入れて、ちょうど網膜上でピントが結ばれるように調整するのです。これがメガネやコンタクトレンズの原理です。

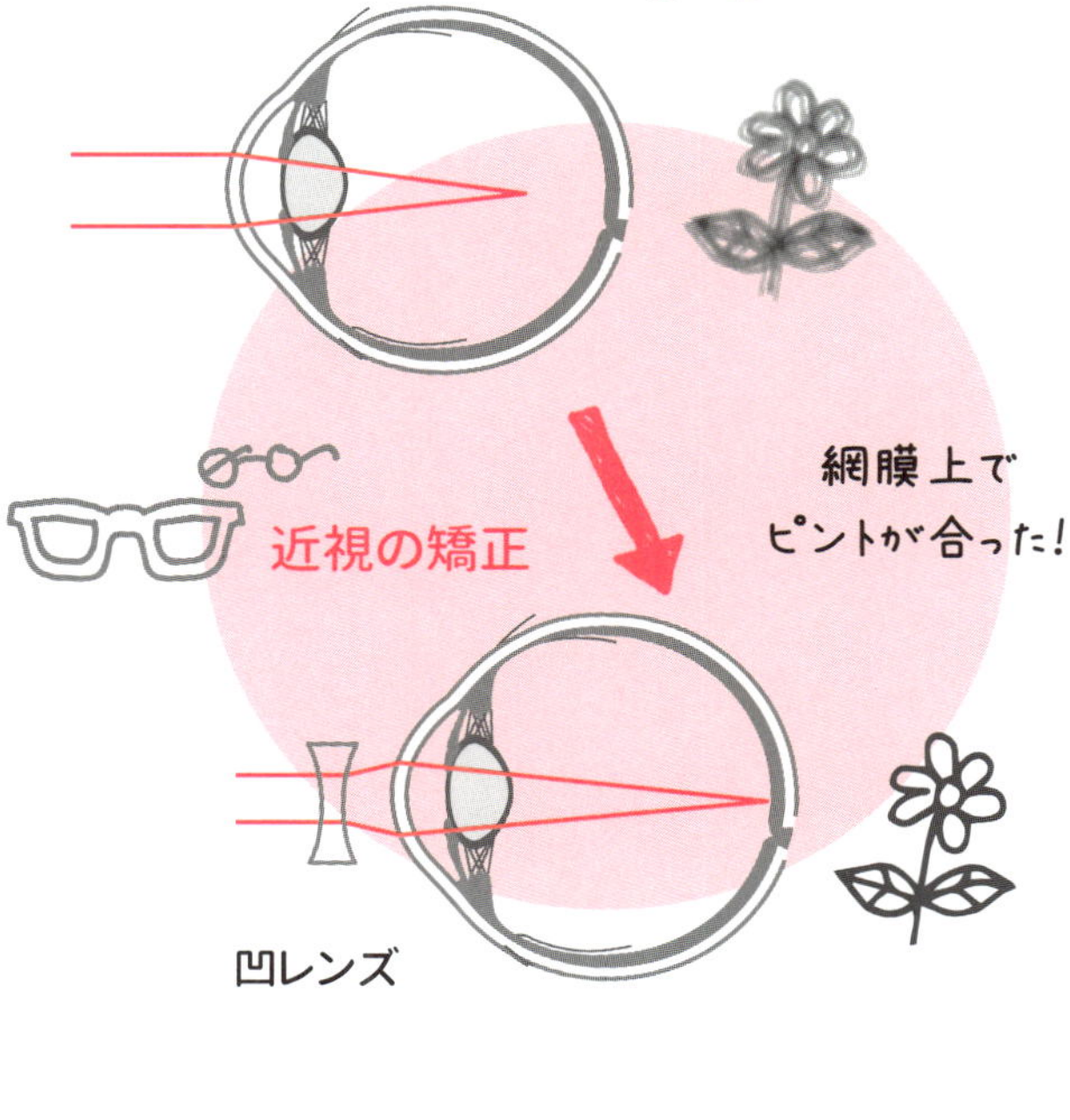

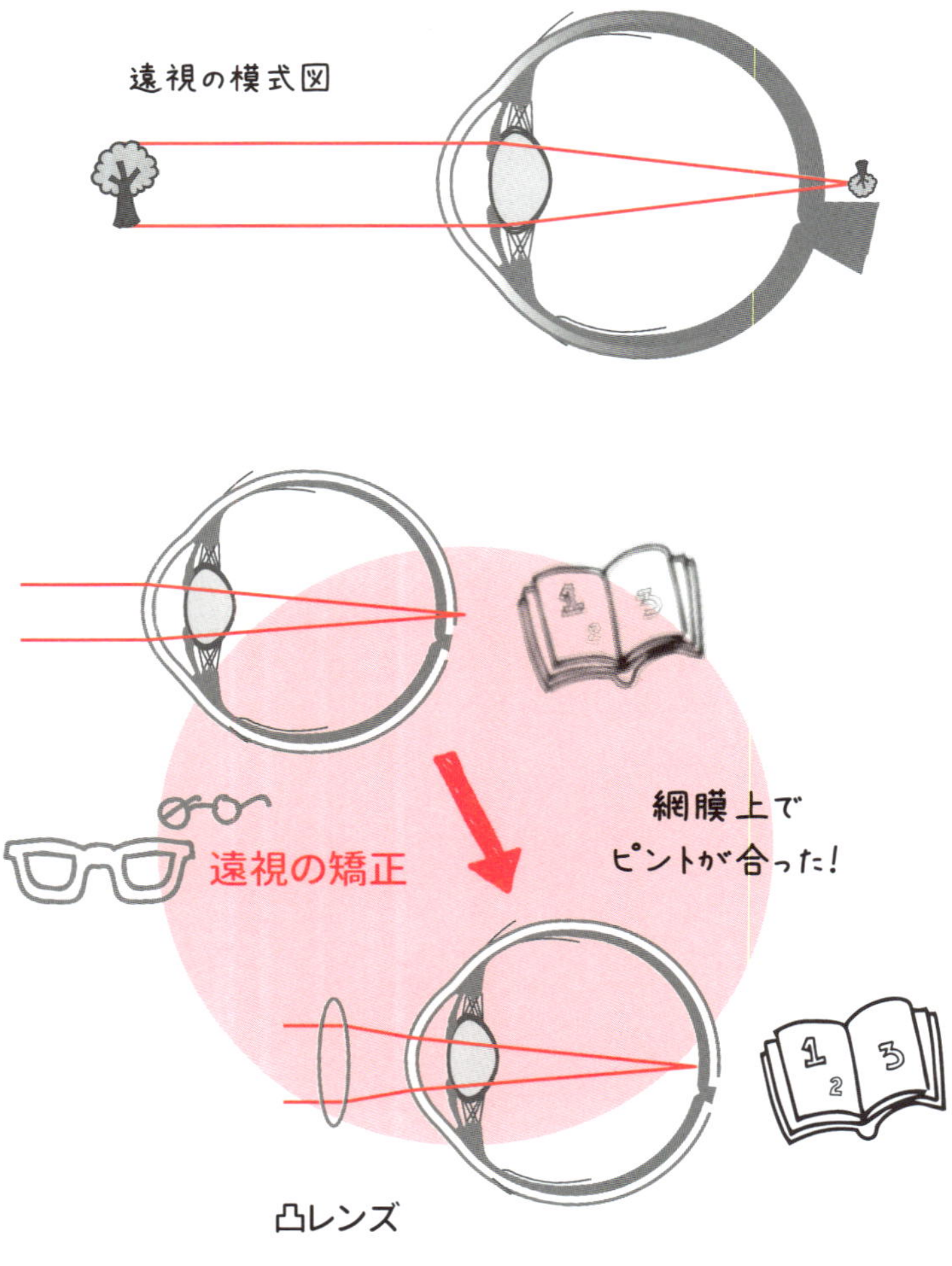

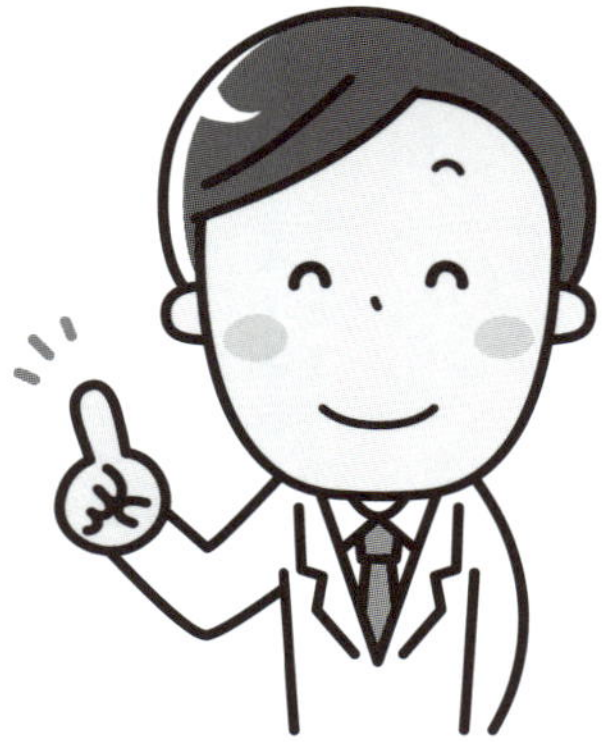

逆に、遠視の人の場合には、角膜や水晶体の屈折力が弱いか眼球が短いために、ピントが合う位置が網膜の後ろにずれてしまっています。ですので、遠視の場合には近視の場合とは反対に凸レンズのメガネやコンタクトが必要になります。

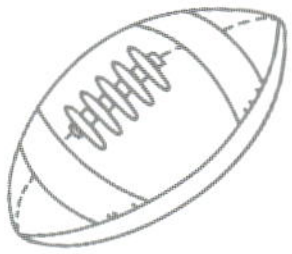

乱視の模式図

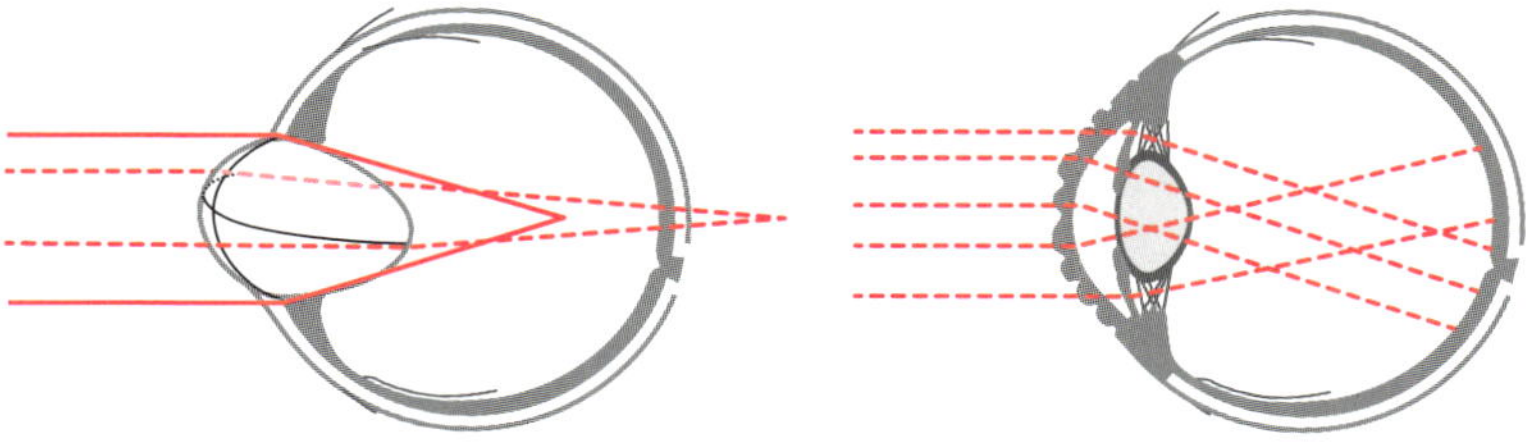

正乱視　　不正乱視

「正乱視」では角膜にラグビーボールのように、なだらかなカーブと急なカーブがあるために、１点に焦点が結べず、ものがぼやけてみえてしまいます。もうひとつの乱視である「不正乱視」は、角膜表面が磨りガラスのようにでこぼこになっているため、どこにも焦点が結ばれない状態です。

一方、乱視というのは、眼球の縦と横で近視や遠視の度数に差がある状態を言います。つまり、眼が縦か横に少し長く、大げさにいうとラグビーボールのような形になっているために、縦と横とで度数が違ってしまっている状態です。これを乱視の中での正乱視と言います。正乱視の場合には、円柱形のレンズを使って矯正ができます。正乱視の他に不正乱視というものもあります。これは、眼の表面の凸凹があるために、凸レンズや凹レンズ、円柱形のレンズではうまく矯正できないものを言います。例えていうと、綺麗なガラスを通して見ているのではなく、手作りガラスやすりガラスを通して見ているようなものです。不正乱視になった場合には、メガネでの矯正は難しくなり、コンタクトレンズをする必要があります。コンタクトレンズは、凸凹になった眼の表面に無理やりツルツルのレンズをのせることで、すりガラスにセロテープを貼るような原理で見えやすくする効果があります。

近視の度数

−1.50 D、−3.00 D って何の値？

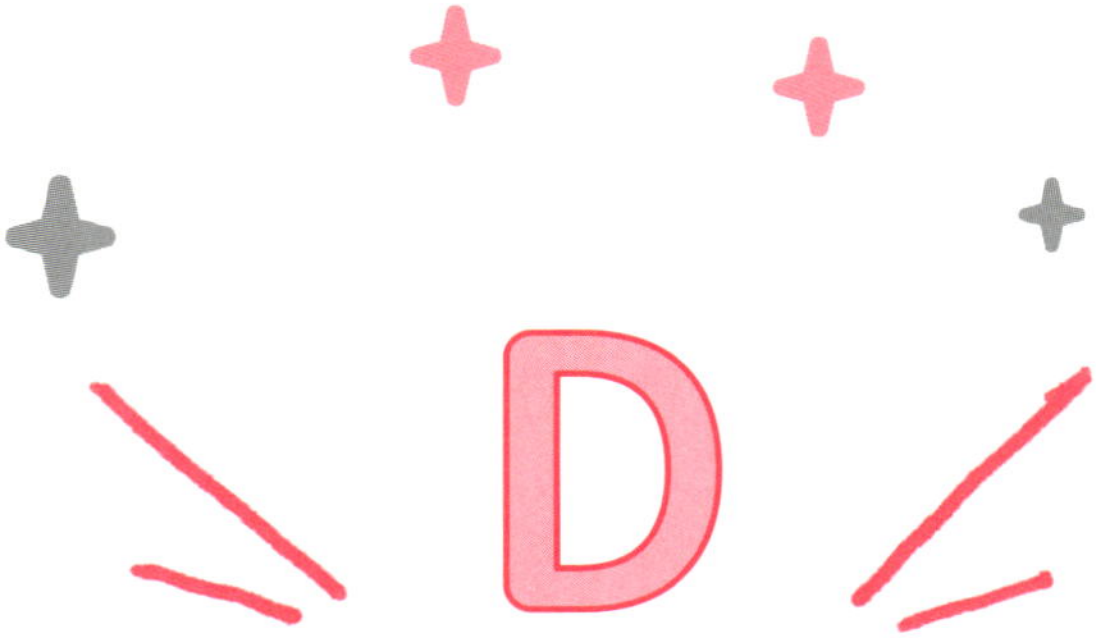

ジオプター

近視や遠視の度合いを表す

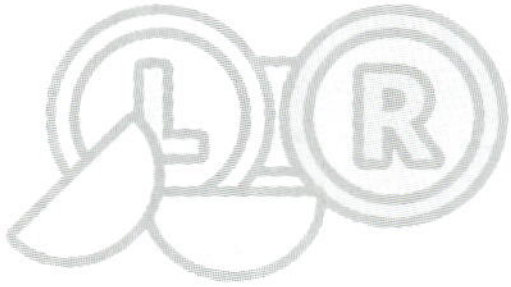

メガネやコンタクトレンズの処方箋に−《マイナス》1・50Dとか−《マイナス》3・00Dといったマイナスの数字が書かれているのを見たことがあるかもしれません。この数字は、近視の強さを表しています。Dというのは、ジオプターという単位を表す記号で、近視や遠視の度合いを表しています。少し難しい話になりますが、このマイナスの数値は、焦点が合う距離の逆数を示しています。

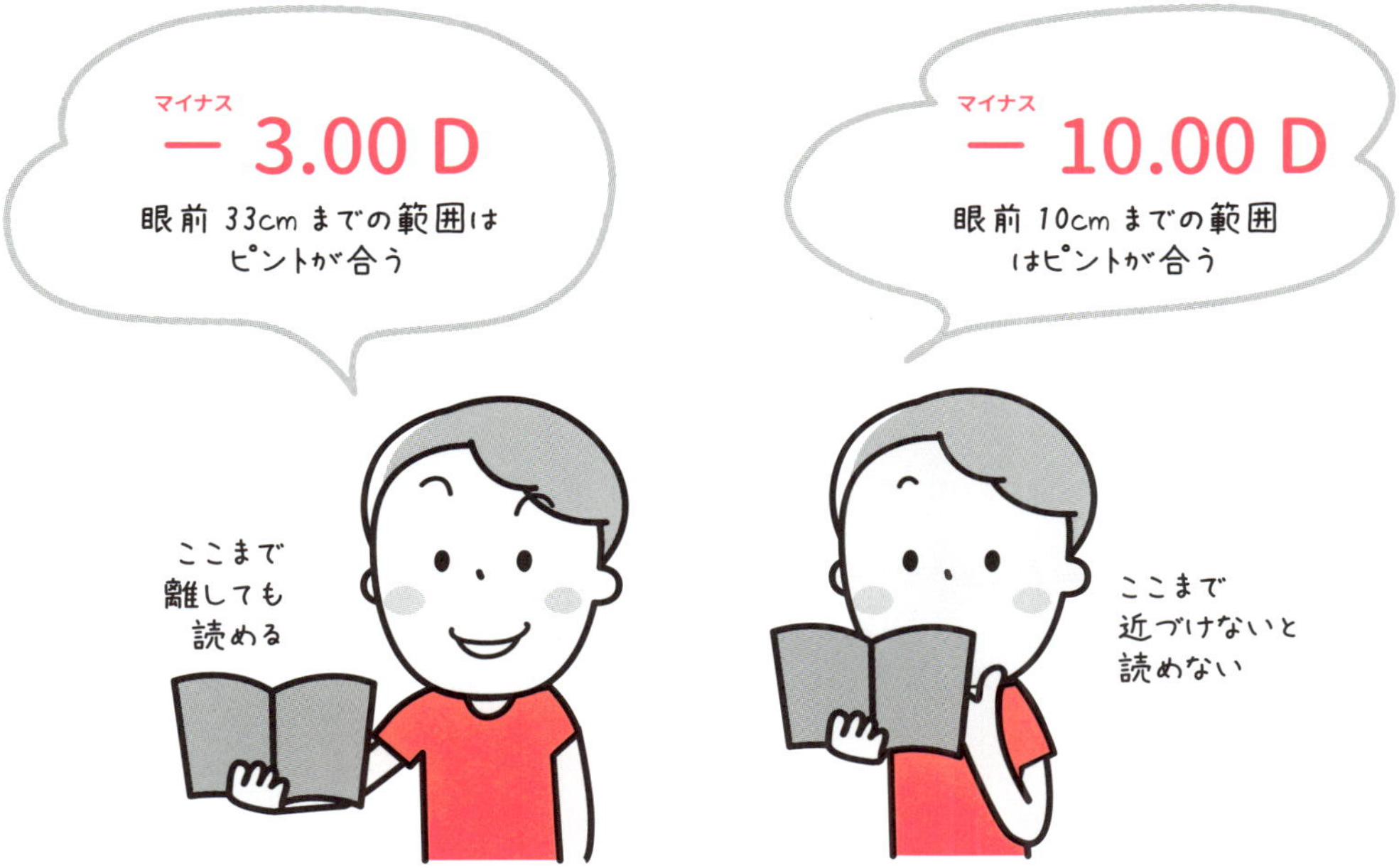
−《マイナス》 3.00 D
眼前 33cm までの範囲は
ピントが合う
ここまで
離しても
読める
−《マイナス》 10.00 D
眼前 10cm までの範囲
はピントが合う
ここまで
近づけないと
読めない

たとえば、−《マイナス》3・00Dの近視の人の場合、裸眼で見たときに3・00の逆数、つまり三分の一m（33㎝）のところにピントが合う位置があるということを示しています。わかりやすくいうと、−《マイナス》3・00Dの近視の人は、眼前33㎝のところまでは裸眼で見えるのですが、それより遠くにあるものはぼやけてしまってピントが合わないということです。−《マイナス》5・00Dの近視の人であれば、裸眼でピントが合うのは眼前20㎝までということになります。−《マイナス》10・00Dなどの強度近視になると、10㎝までの距離しかピントが合わず、それ以上離れたものはぼやけてしまうということになりますから、メガネやコンタクトレンズなしで日常生活を送るのはかなり不自由だと思います。

眼は成長とともに大きくなります

赤ちゃんは16mmくらい、大人は23mmくらい

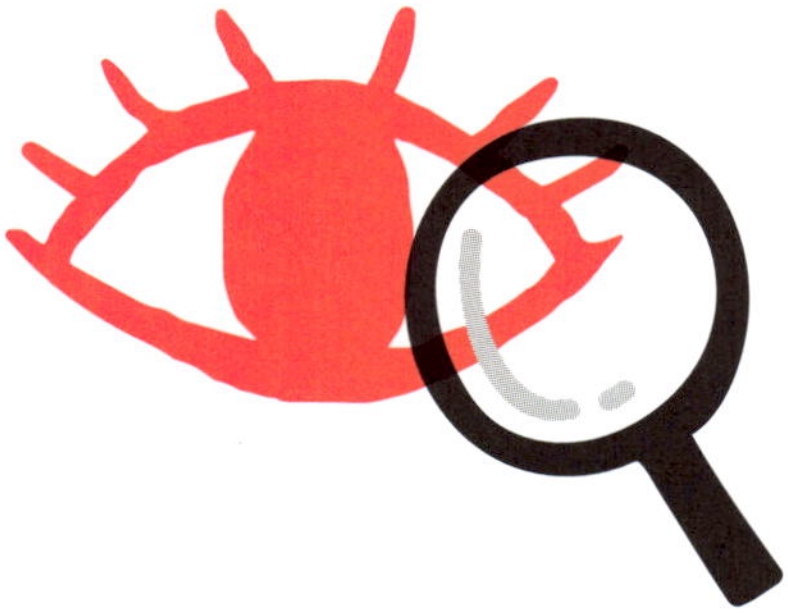

眼球の直径は、生まれたばかりの赤ちゃんでは16〜17㎜ぐらいしかありません。3歳で22・5㎜くらいになり、その後は成長とともに大きくなって、大人の正視の人では23〜24㎜くらいになります。近視の人の多くは、正視の人よりも眼球の奥行きが長いという特徴があります。眼球が1㎜伸びると約3・00Dずつ近視が強くなると言われています。なのでつまり、−《マイナス》3・00Dの軽い近視の人の場合には、眼球は正視の人より1㎜ほど長いということになり

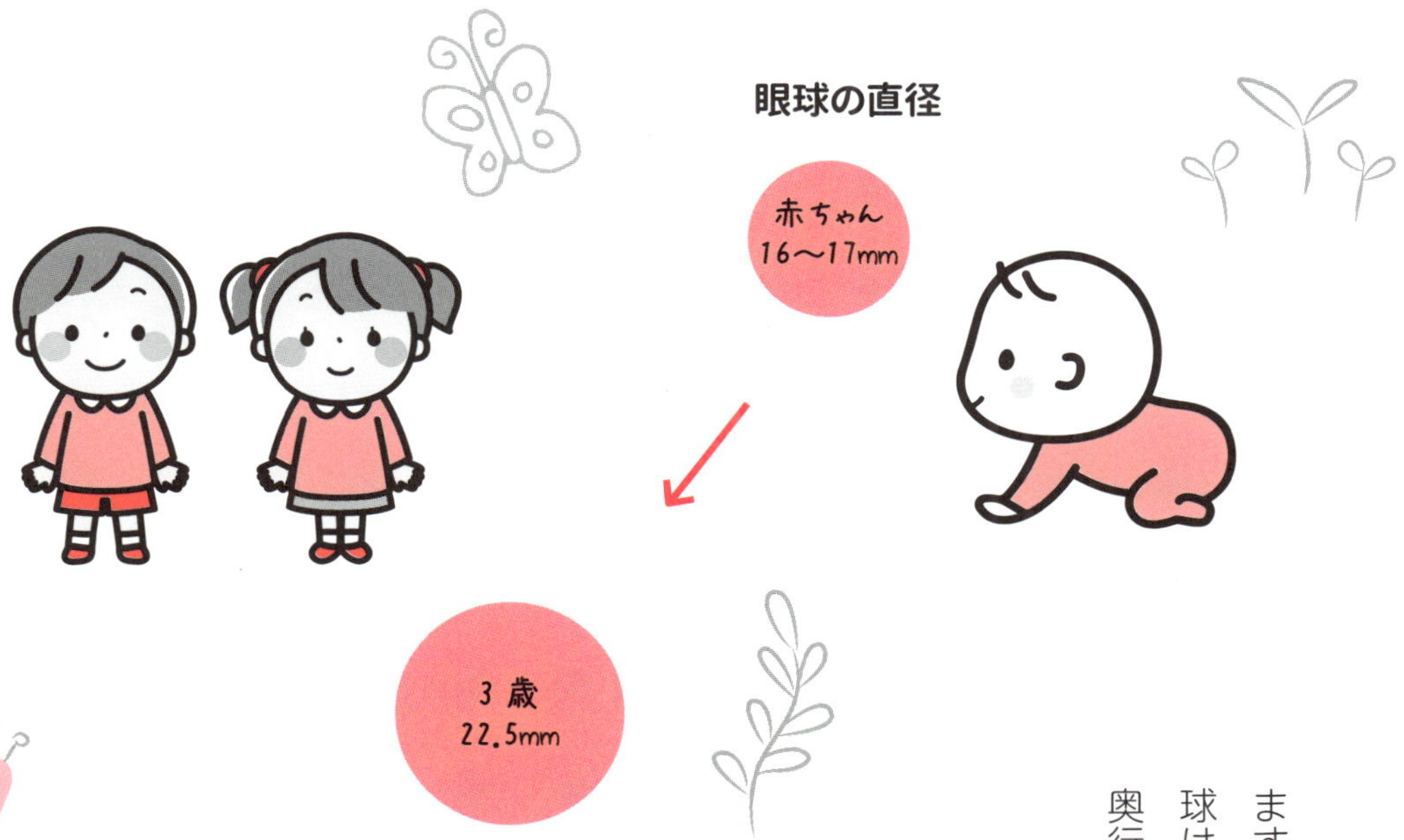
眼球の直径
赤ちゃん
16〜17mm
3歳
22.5mm

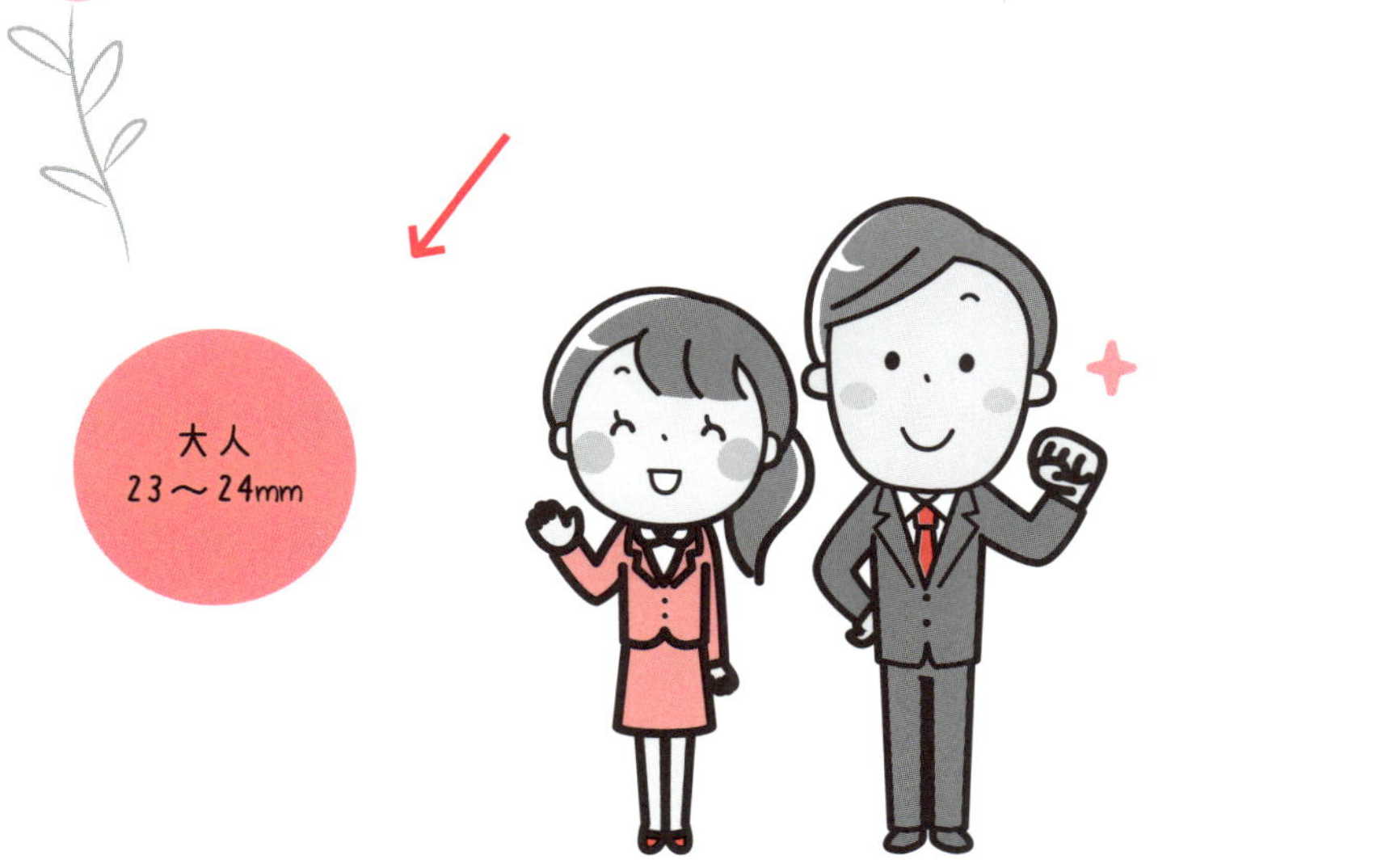
大人
23〜24mm

ます。−《マイナス》10・00Dの強度近視の人では、眼球は正視の人より3㎜ほど長く、27㎜ぐらいの奥行きがあることが多いのです。

視力も成長とともに育ちます

乳幼児の視力は年齢×0.2 !?

眼球が長い人は近視になる、ということは、生まれたばかりの赤ちゃんは眼球が短いので遠視ということです。実際に、赤ちゃんの視力は実はとても悪いのです。生まれたての赤ちゃんの眼をよく観察すると、両眼が同じ方向を向いていなかったり、眼が細かく揺れていたりすることもあります。しかし、そういう動きはすぐに見られなくなります。赤ちゃんは、生後間もない頃から外界のものを毎日見ることによって網膜にピントが合うようになり、視力が育っていくのです。乳幼児の視力の目安は年齢かける0・2と言われています。つまり、3歳で0・6、5歳で1・0に育つということです。

乳幼児の視力の目安

6カ月で0.1
3歳で0.6
5歳で1.0

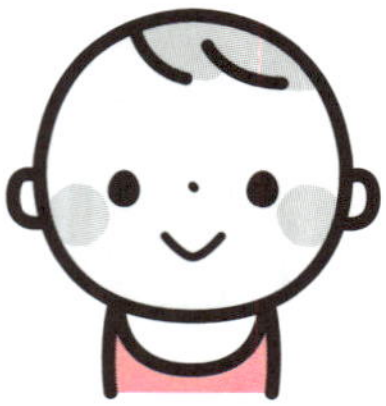

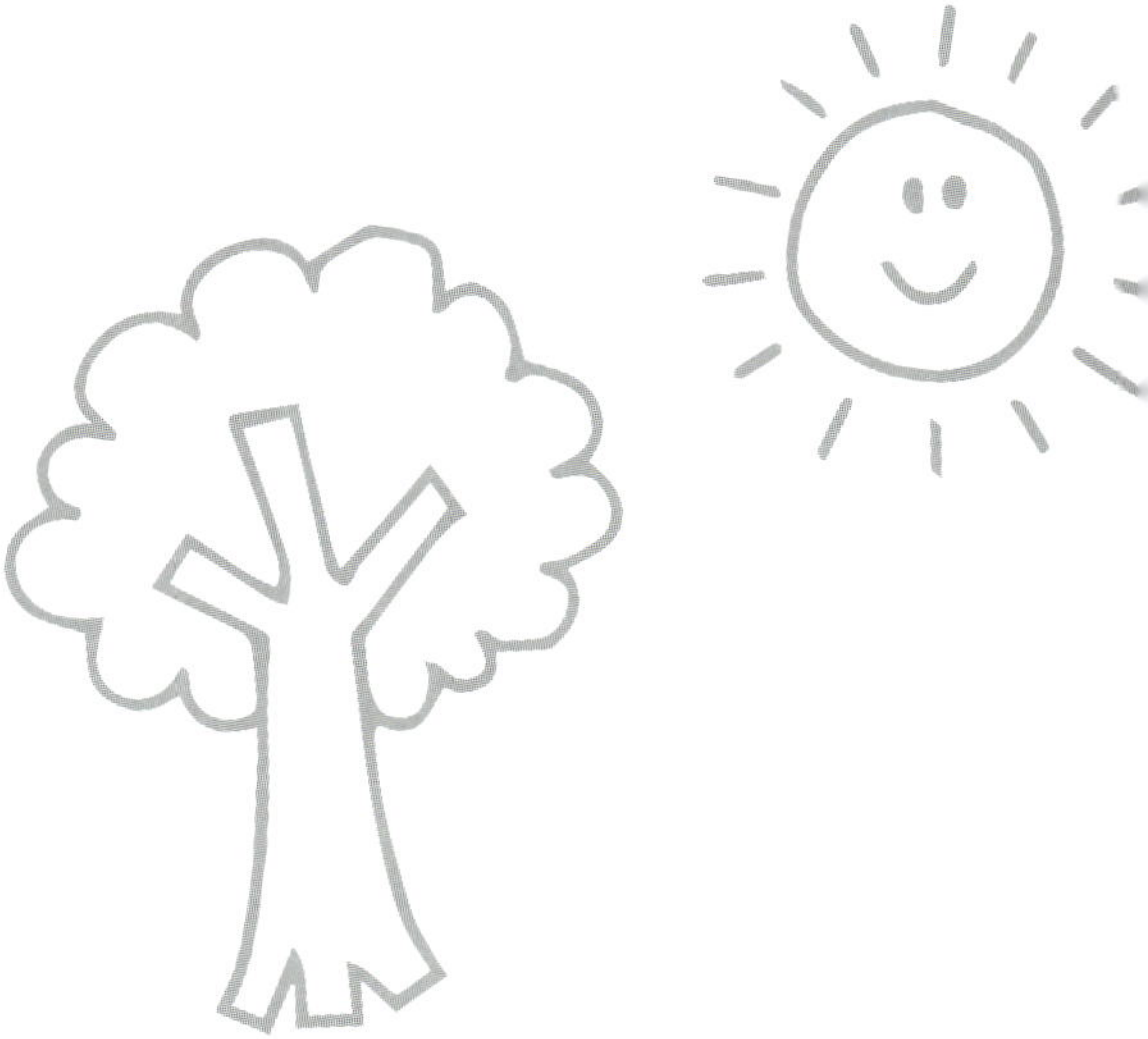

逆にいうと、乳幼児から小学校入学までの時期は視力の成長にとってとても大切な時期です。この時期に網膜にきちんとピントの合った映像を映してあげるようにしないと、後でメガネやコンタクトレンズをしても視力の出ない弱視という状態になってしまいます。

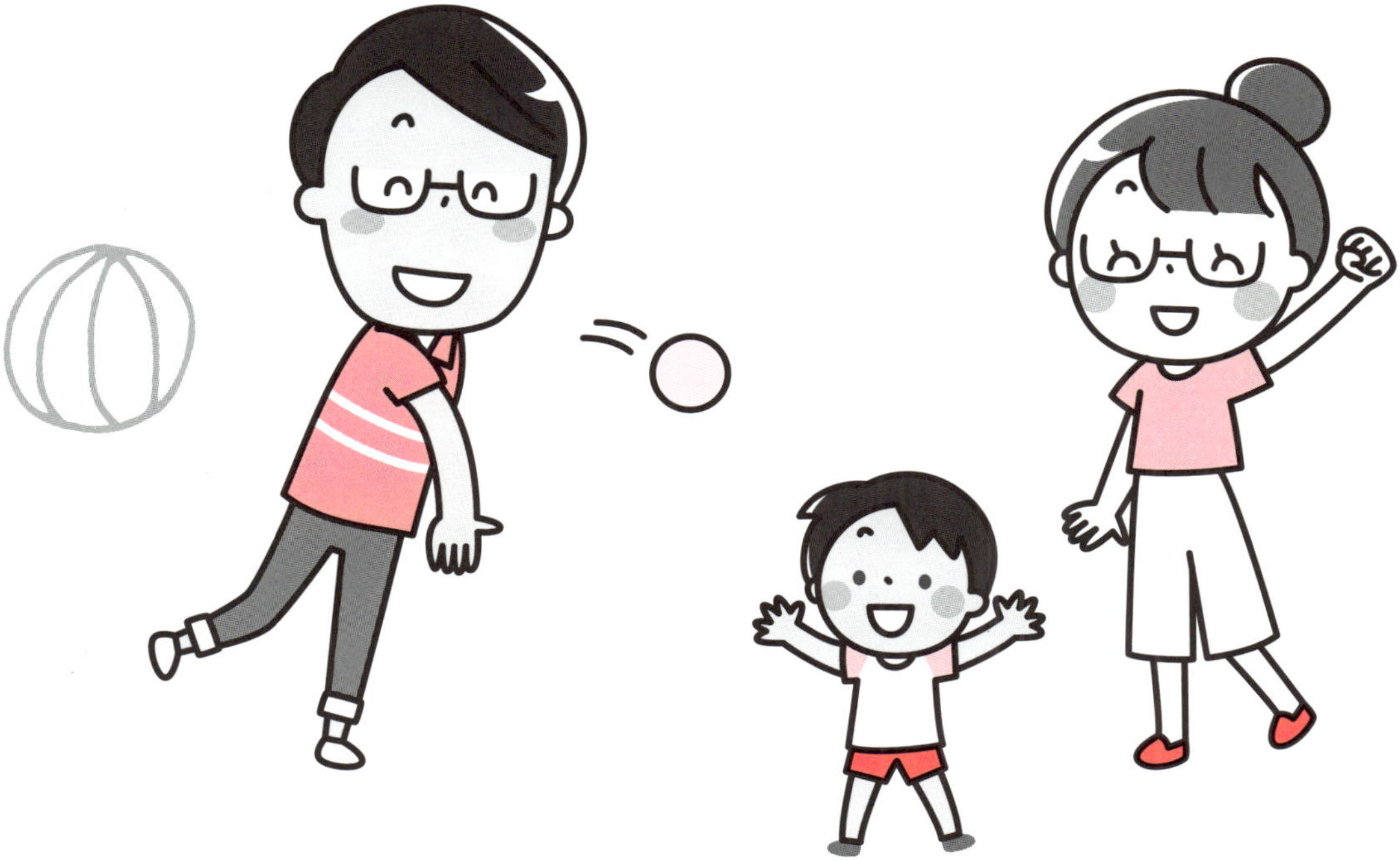

近視は遺伝する？

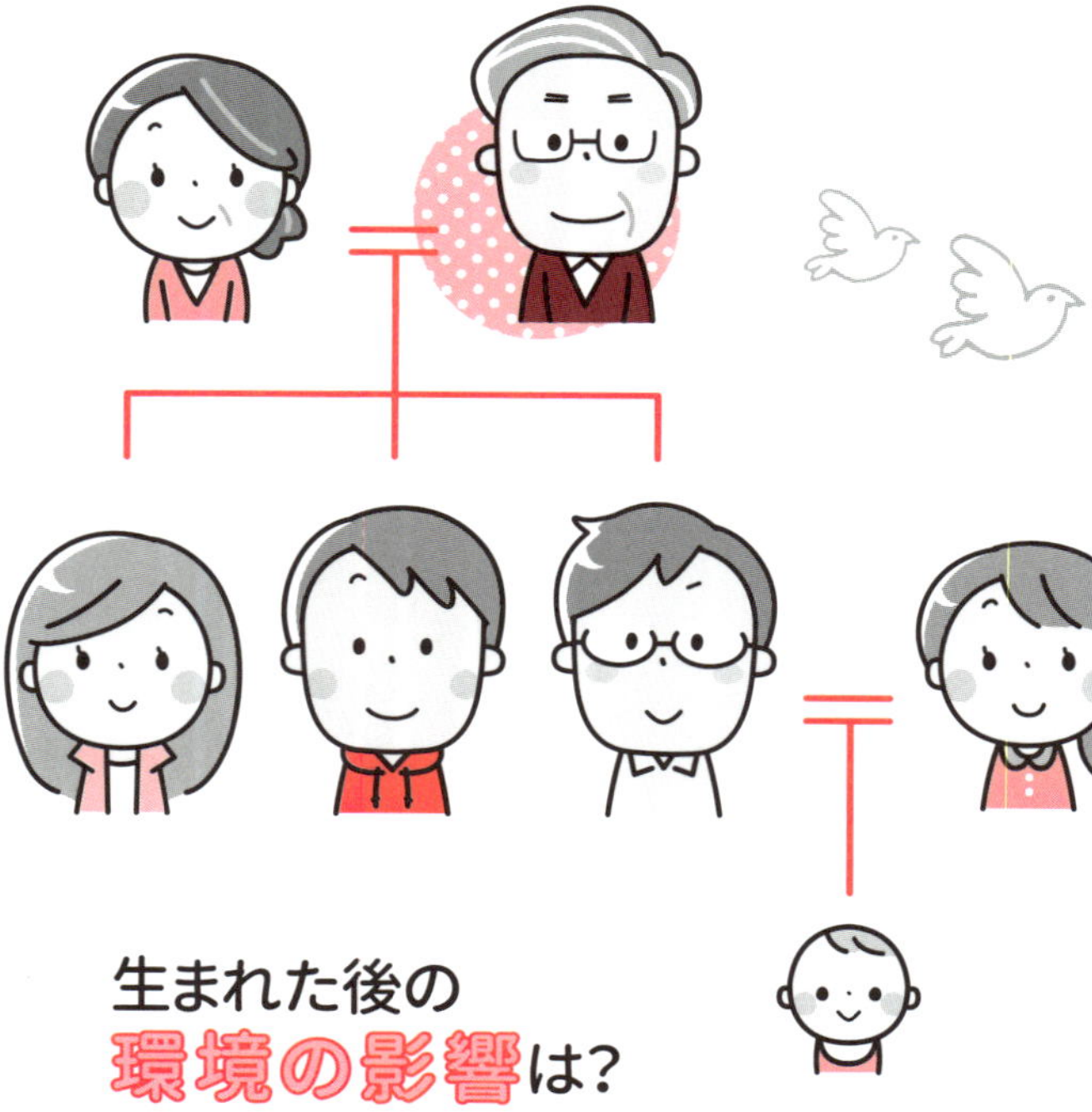

視力の遺伝形式についてはまだはっきりとはわかっていませんが、近視は何らかの遺伝的な要素が関連すると考えられています。人種によって近視の割合が違うのもそのためかもしれません。しかし、現在までの研究では、遺伝だけでなく生まれた後の環境の影響も非常に大きいと考えられています。

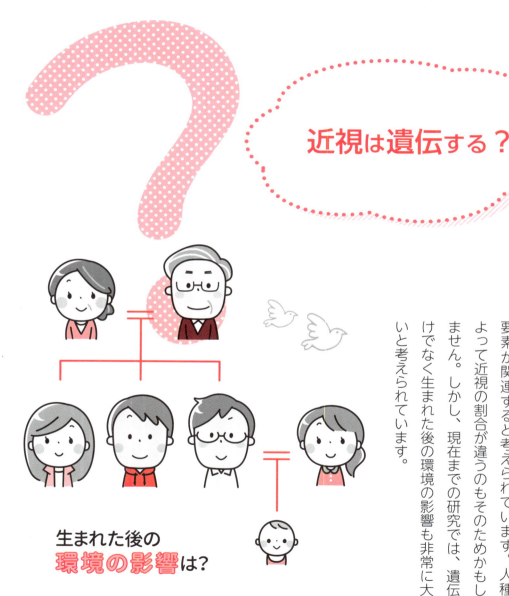

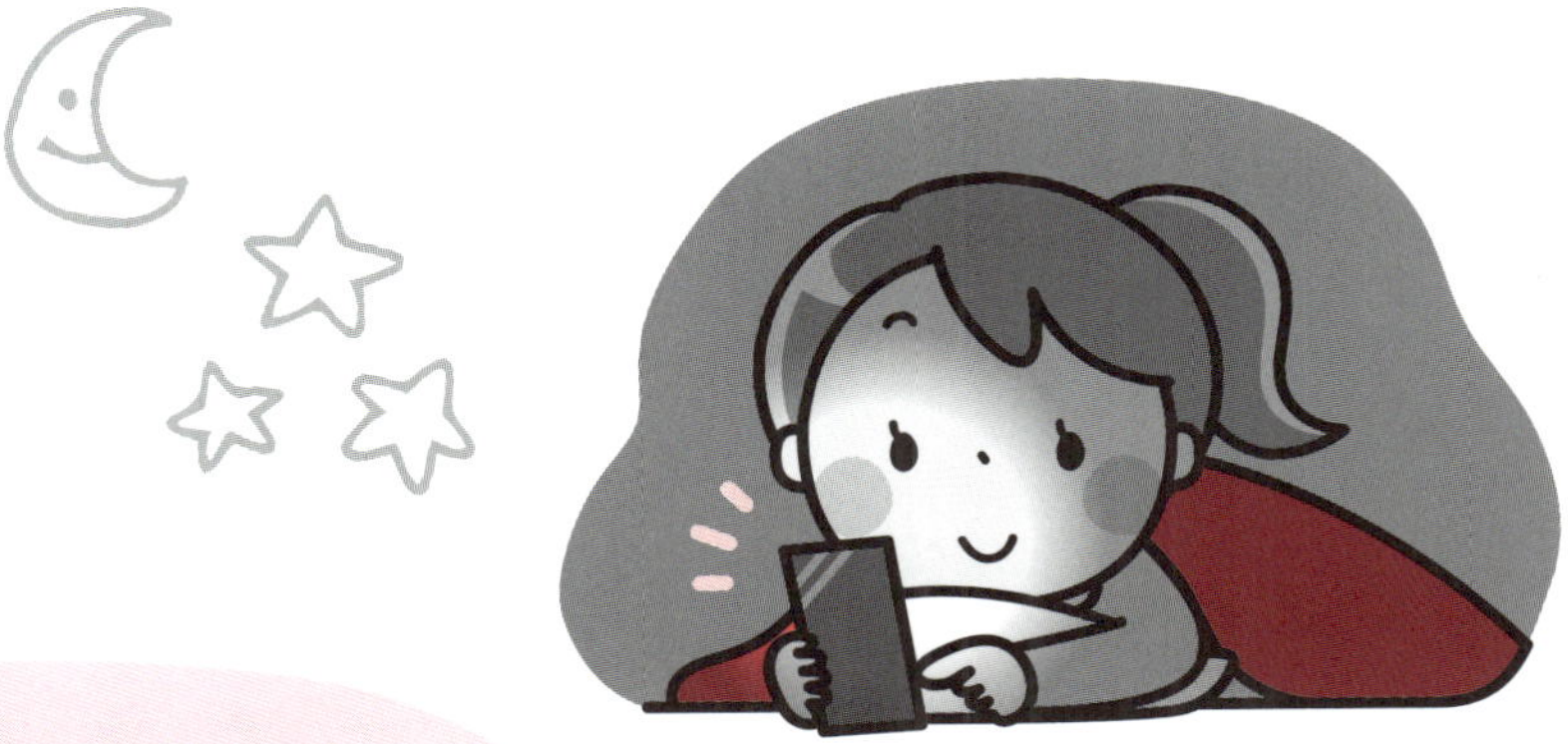

テレビゲームや
目を近づけて画面を見ることは
近視の原因にはなりません

どのような生活習慣が近視を進ませるかについては、最近では外で遊ぶ時間が少ないことなどが疑われています。しかし、テレビゲームなどは、長時間遊びすぎると一時的に裸眼視力が低下することはあっても（「本当に近視？」p．22参照）、実は本当の近視を進ませる原因にはなりません。目を近づけて画面を見ることも同様です。昔から言われていたようなことは、実はあまり近視の原因とは言えず、姿勢を正すためなど、別の目的にこじつけて言われていたのかもしれません。

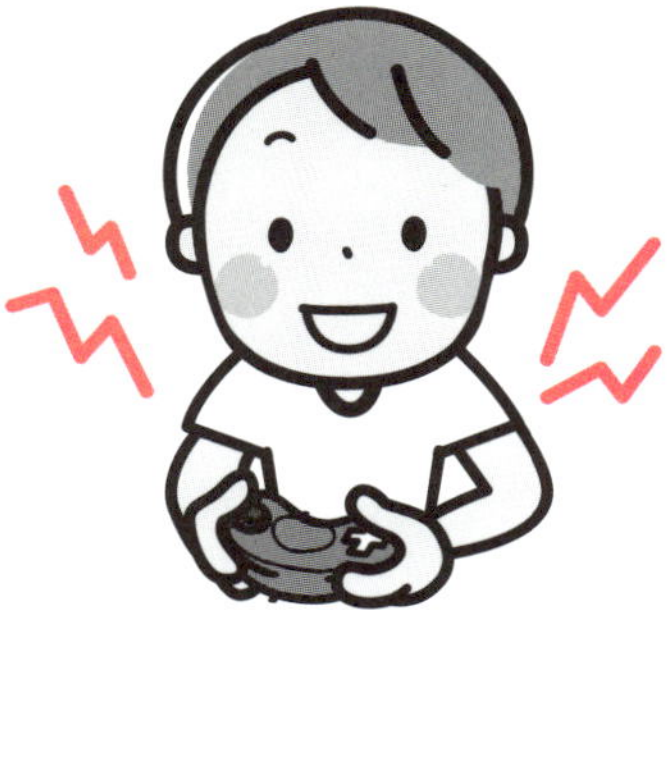

近視でも、
悲観することはありません

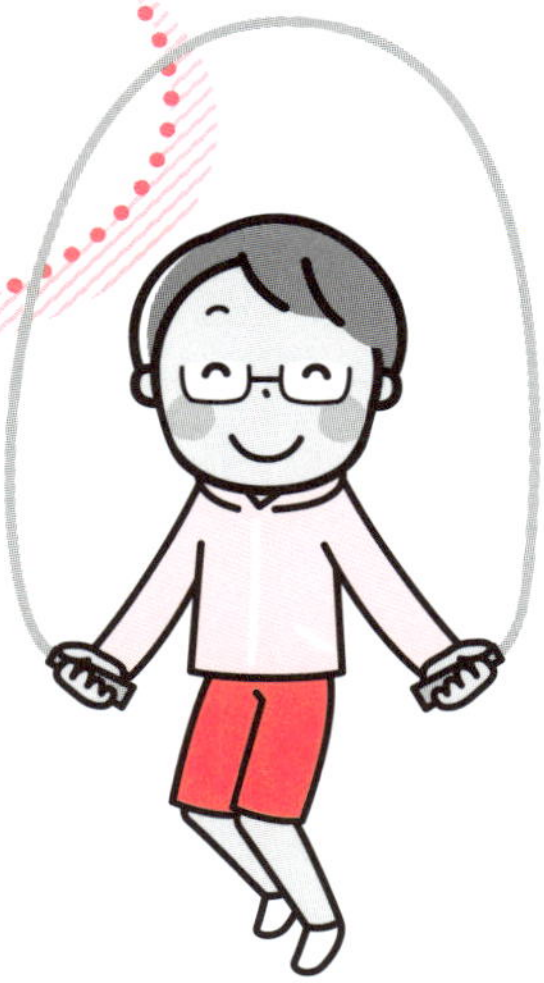

一般に近視が進行してくるのは小学校高学年から中学校、高校生ぐらいの年齢です。このぐらいの年齢は身長が伸びる時期であるとともに、顔の骨格も大きくしっかりと出来上がってきます。眼球もその頃に大きく成長してきます。ところが、眼球の奥行きが伸びることで近視の度数が増えてしまいます。したがって、小学校高学年から高校生ぐらいまでの時期には視力が悪くなってメガネをかけなくてはならない人が一気に増えてくるのです。日本人の半分以上は近視になってしまいますが、実は近視は現代社会に適応した目の状態でもあり、近視になったことをむやみに悲観することはありません。

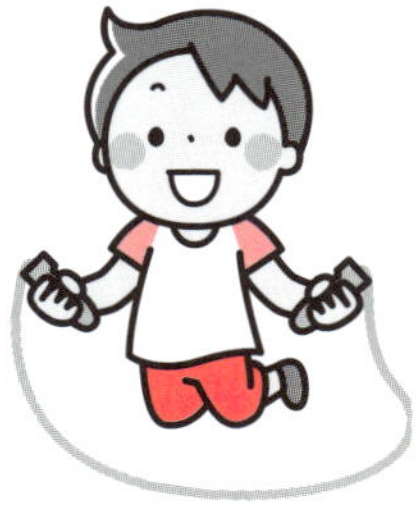

私たち眼科医はこれらのことをよく知っていますので、近視をそれほど大きなハンディキャップとは考えていません。むしろ、40歳代以降になり老眼になると、近視の方が日常生活をおくるのには便利な側面もあると考えています。

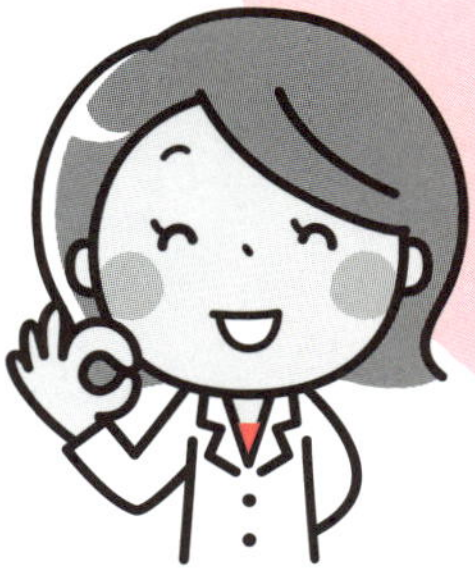

3 学校から「視力の紙」をもらったら

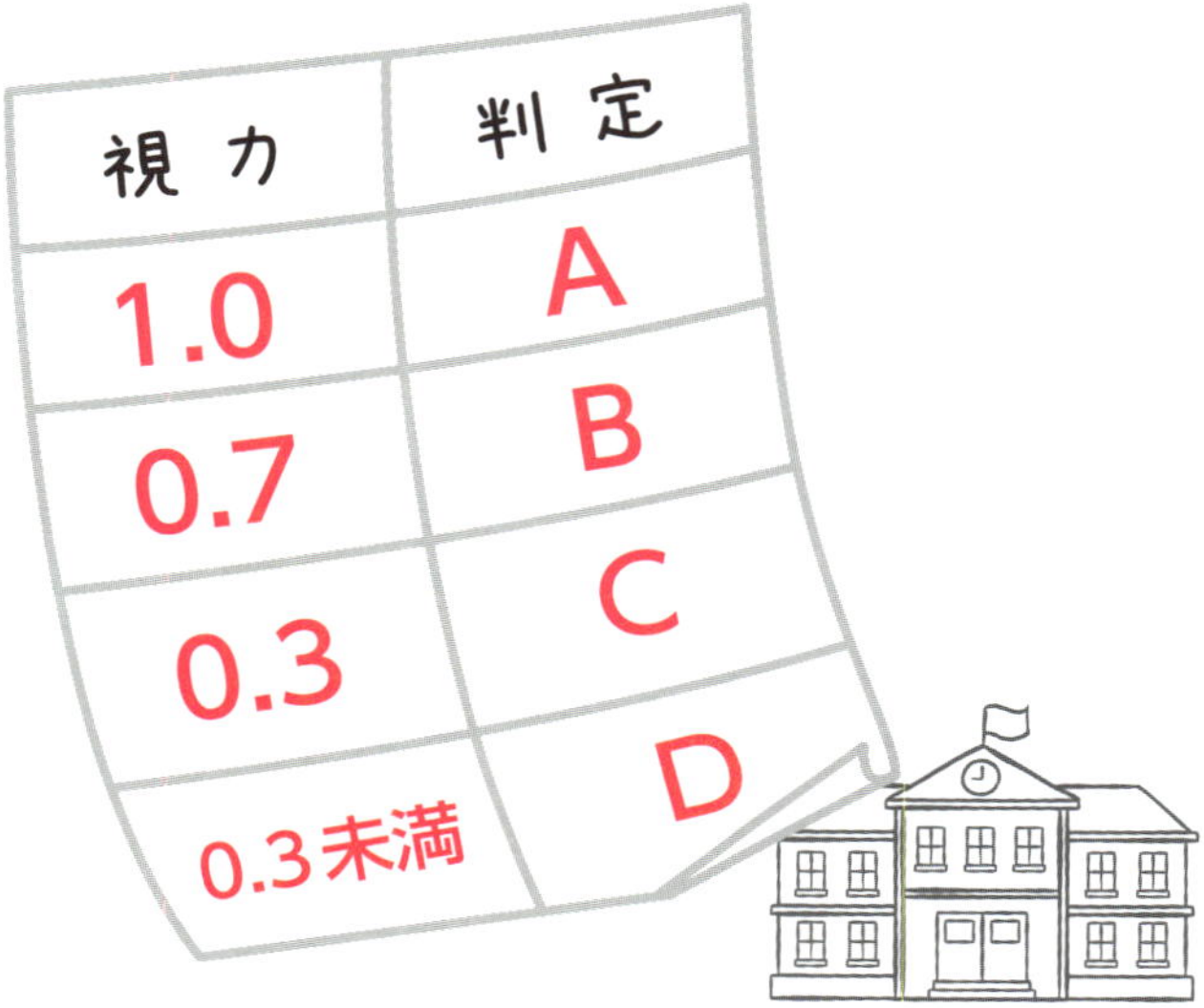

日本の学校には学校検診があります。学校検診には眼科検診も含まれていて、その一環として視力測定が行われます。ところが、視力検査というのは実はかなり難しい検査です。特に小さな子供の視力測定はとても難しいものです。視力検査表に出てくるアルファベットのCの文字のような記号をランドルト環と言いますが、一般的に使われている縦横にたくさんのランドルト環やひらがななどの指標が並んだ視力表（字ならび視力表）では、低学年の子供はうまく読み分けができないことがあります。そこで、現在の学校検診では簡素化された方法が用いられています。0・3、0・7、1・0の3

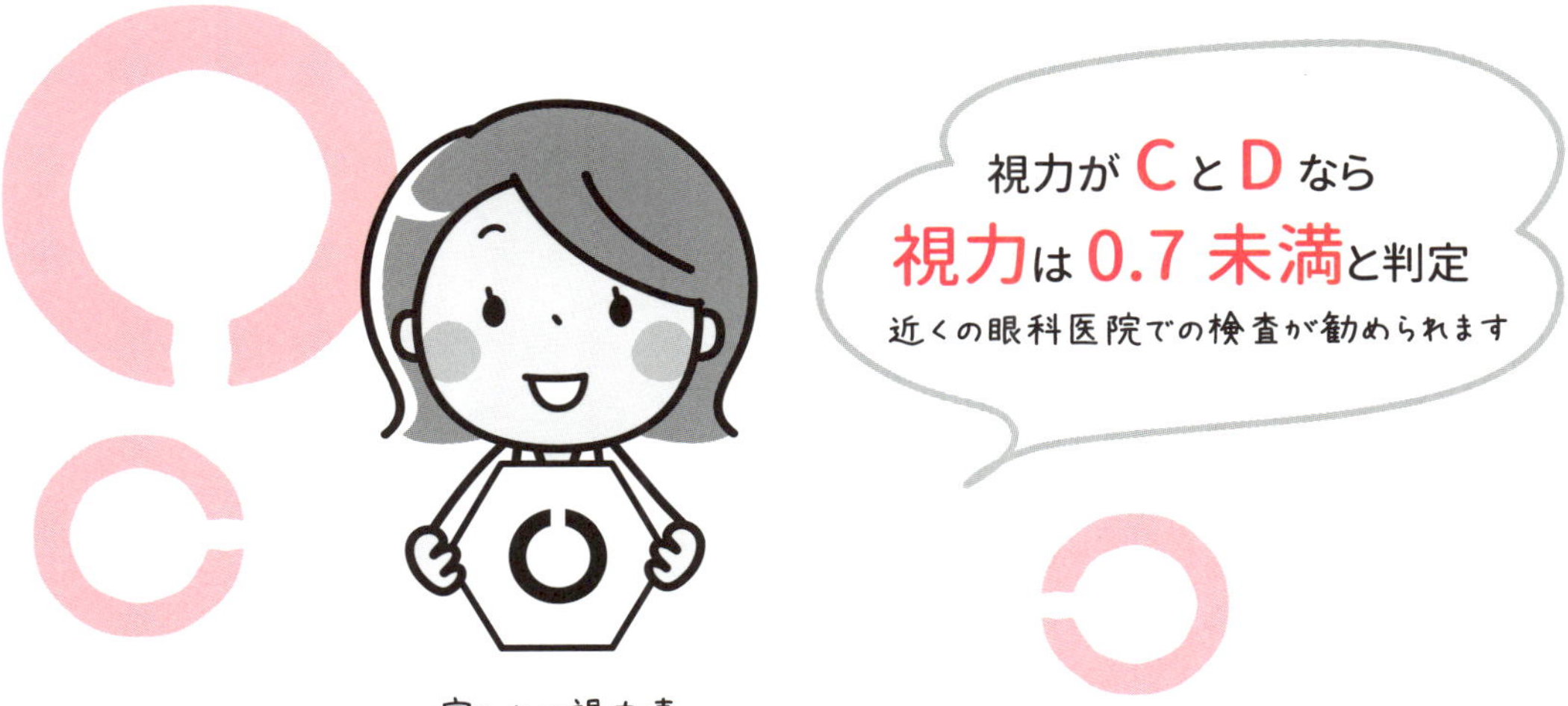
視力がCとDなら
視力は0.7未満と判定
近くの眼科医院での検査が勧められます

字ひとつ視力表

つのランドルト環がひとつだけ書かれたカード（字ひとつ視力表）を用いて1・0の指標がわかればA、0・7の指標がわかればB、0・3の指標がわかればC、0・3の指標もわからなければDと大雑把に判別します。AかBならば特に何も言われませんが、視力がCとDに相当した場合、つまり0・7未満と判定された子供にはいわゆる「視力の紙」が手渡されて「近くの眼科医院で検査を受けて来てください」という指示が伝えられるようになっています。小学校低学年であれば0・7以上の視力があれば学校生活には不自由はしないと言われていますので、この方法はよく考えられた方法だと思います。

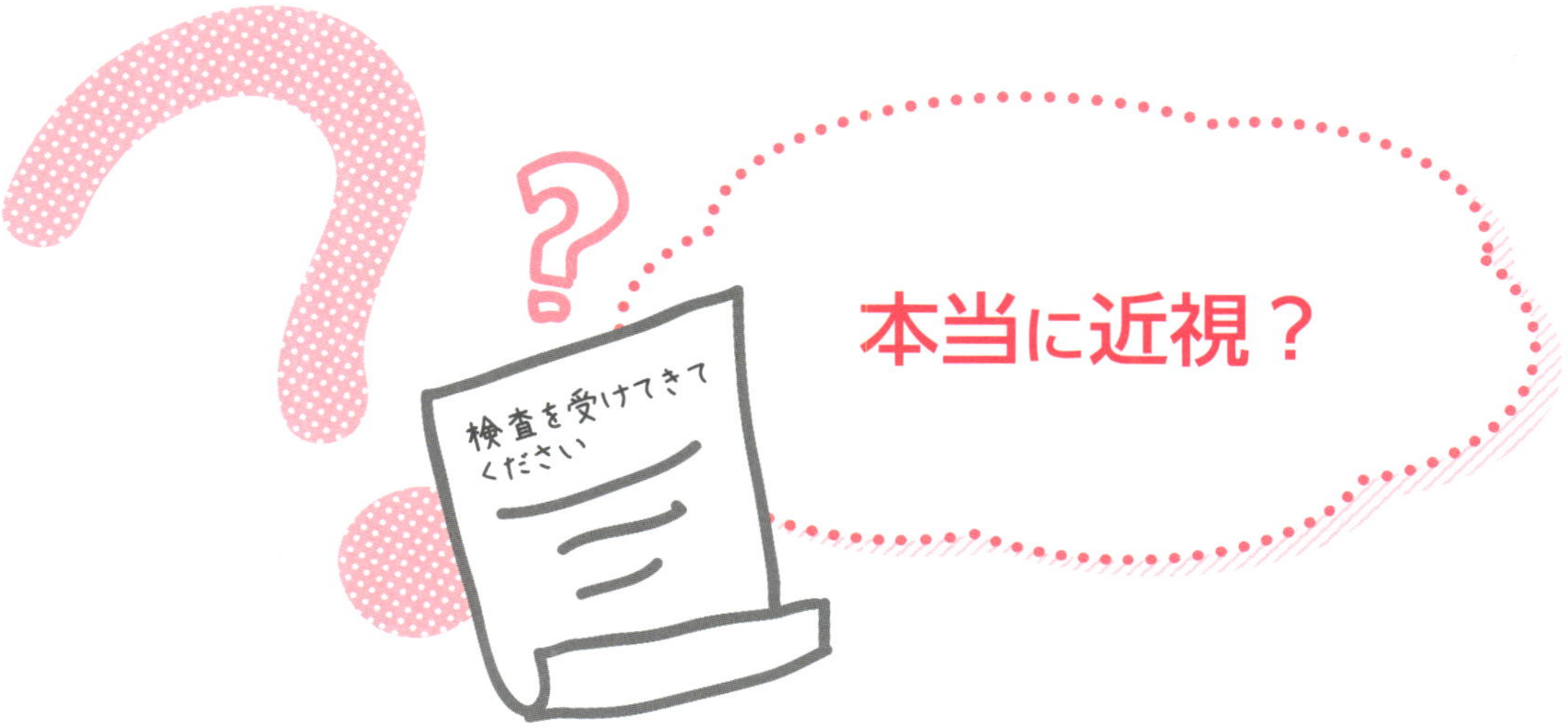

本当に近視？

さて、学校から「視力の紙」を渡されたとしても、これだけで心配する必要はありません。「視力の紙」が来たからといって必ずしも目が悪いわけではありません。というのは、先に述べたように子供の視力測定にはとても巧みな技術が必要です。眼科で視力検査を毎日行っている技師さんでさえ、子供の視力測定にはとてもエネルギーを使っています。学校では、もしかすると保健室の明るさが視力測定の照度には足りていないということも考えられます。また、他の子供もいてざわざわしたなかでは小さな子供は検査に集中できていないかもしれません。ですので、学校検診でC、Dと言われても眼科で測ってみると1・0以上見えている、というお子さんは意外と多くいます。

また、子供は「調節力」という近くを見るためにピントを合わせる力がとても強いために「調節緊張」という状態になることがあります。調節緊張になると、本来は近視でないのに普通に視力検査をすると近視になったように視力が

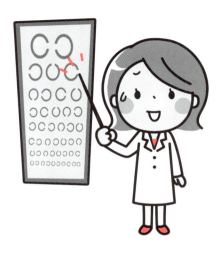

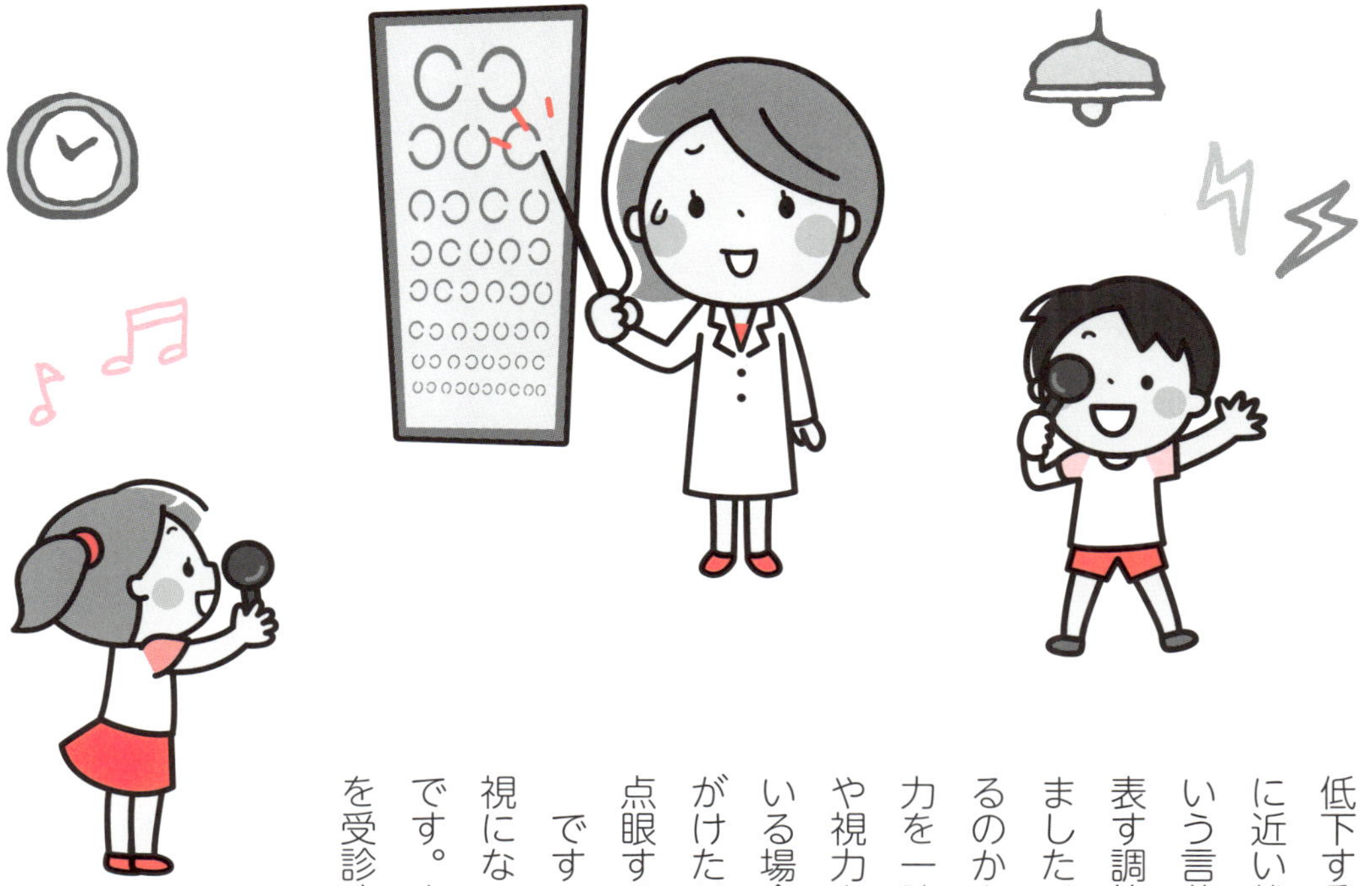

低下することがあります。昔でいう「仮性近視」に近い状態です。ちなみに、最近は仮性近視という言葉は使われなくなり、より実態を正確に表す調節緊張という言葉が使われるようになりました。調節緊張なのか本当の近視になっているのかを調べるには、専用の目薬を使って調節力を一時的に麻痺させた状態でもう一度、度数や視力を調べます。調節緊張で視力が下がっている場合には、日常生活で遠くを見るように心がけたり、調節力を休ませる目薬を1～2ヵ月点眼すると治ることがあります。

　ですので、紙が来たというだけで必ずしも近視になってしまっているというわけではないのです。まずは確認のためにも、早めに一度眼科を受診するようにして下さい。

近視になってしまったがなんとか治すことはできないか？

もしも「視力の紙」がきて、眼科に行って検査をしてもらった結果、本当に近視になっていた場合にはどうすればいいのでしょうか。なんとか目薬やトレーニングで治らないでしょうか。

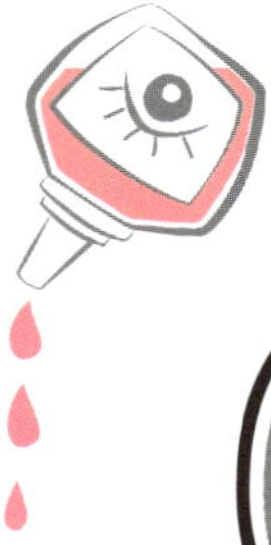

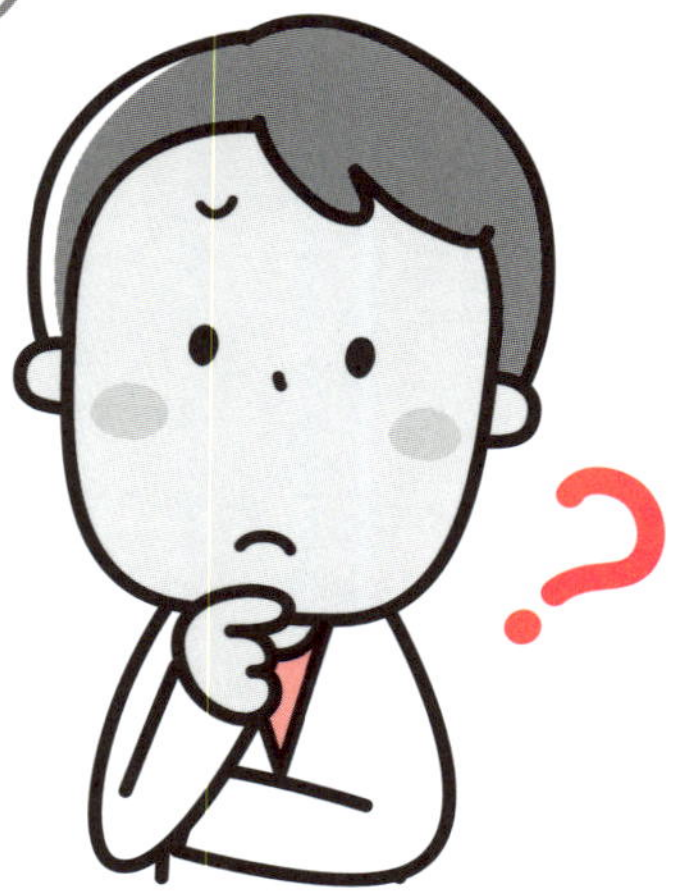

答えは「ノー」です。近視は角膜と水晶体の屈折力に対して眼球の奥行きが長いことで起こります。ですから、いったん眼球が長くなって本当に近視になってしまうと、それを目薬やト

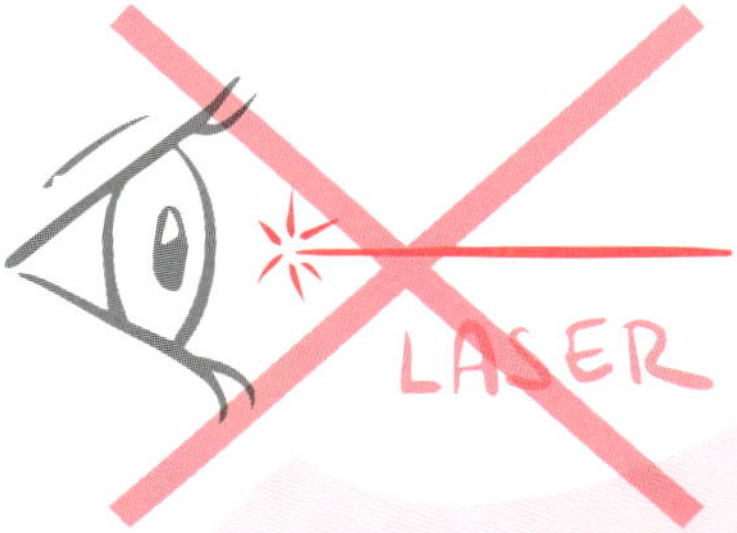

子供への
レーシック手術は
角膜拡張症の危険が！

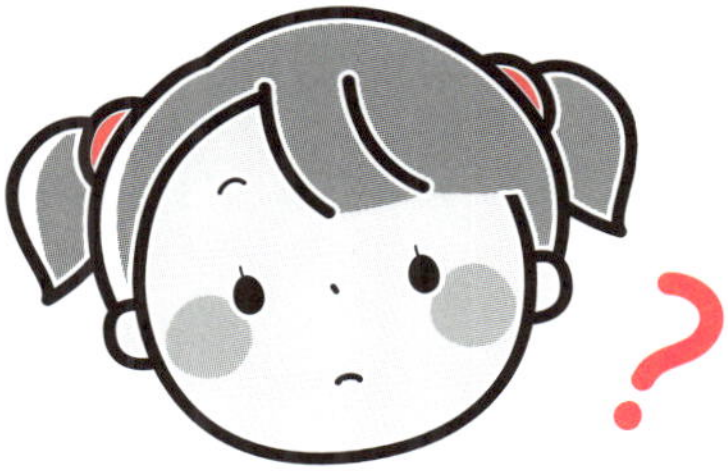

レーニングで治すことはできないのです。現在の医学の力では、いったんなってしまった近視を治す方法はレーシックなどの屈折矯正手術だけです。

しかし言うまでもありませんが、子供にはレーシックはしません。子供は、眼球が成長段階にあるので、レーシックをしてもその後で眼球が大きくなった場合には度数がずれてしまう可能性もありますし、また眼が柔らかいので何年かしてからレーシックで削った部分が変形してしまう角膜拡張症という合併症が起きる危険性が高いと考えられています。角膜拡張症については、この本の後半でも説明します。

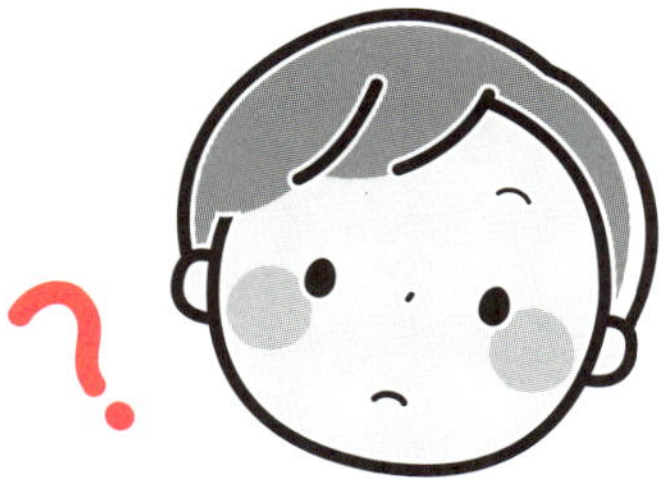

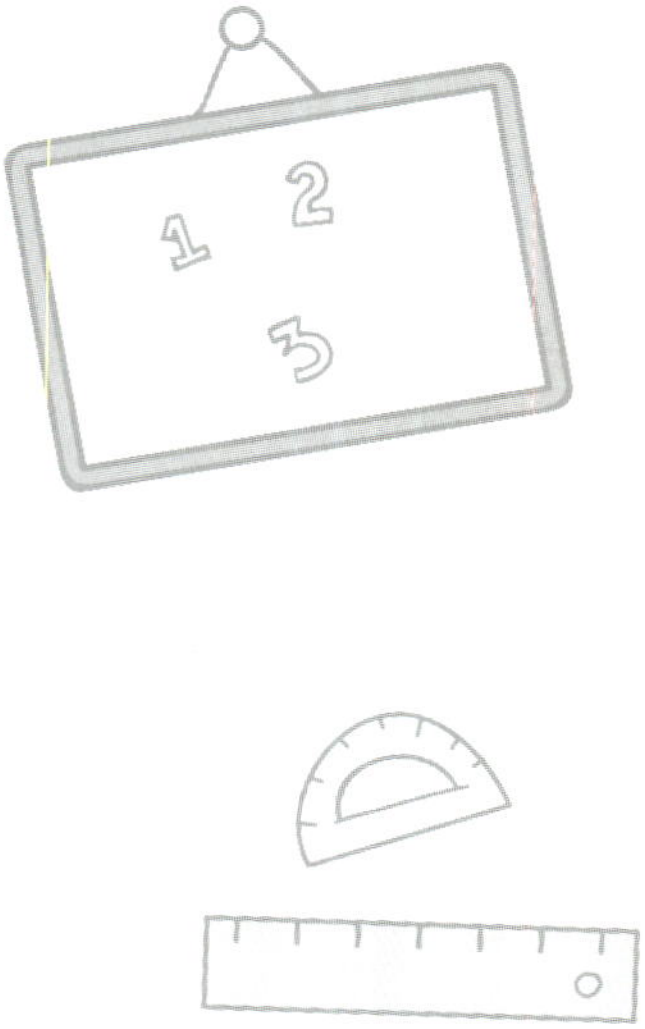

メガネをかけるべき？
コンタクトでもいいの？

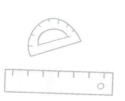

では、近視になってしまった場合、どのように対処するのが良いのでしょうか。必ずメガネをかけさせなくてはならないのでしょうか。

これは、その子供さんの裸眼視力によります。もしも近視になっていたとしても裸眼視力が0・6〜0・7以上あり学校生活に不自由がなさそうであれば、無理にメガネをかける必要はありません。小学校低学年であれば先生が板書する字も大きく、球技などもドッヂボールなどの大きなボールを使ったものしかしないでしょうから、学校生活には問題がないのです。

しかし、小学校の中学年以上になってくると教室で先生が板書する字も小さくなりますし、教科によっては理科室、音楽室、図画工作室など教室を移動して席が変わることもあります。またクラブ活動などで野球やテニスなどの比較的小さいボールを使う球技をするようになったりしますから、視力が悪いことは学校生活を送る上で情報を得ることができなくなって不利になってしまうかもしれません。

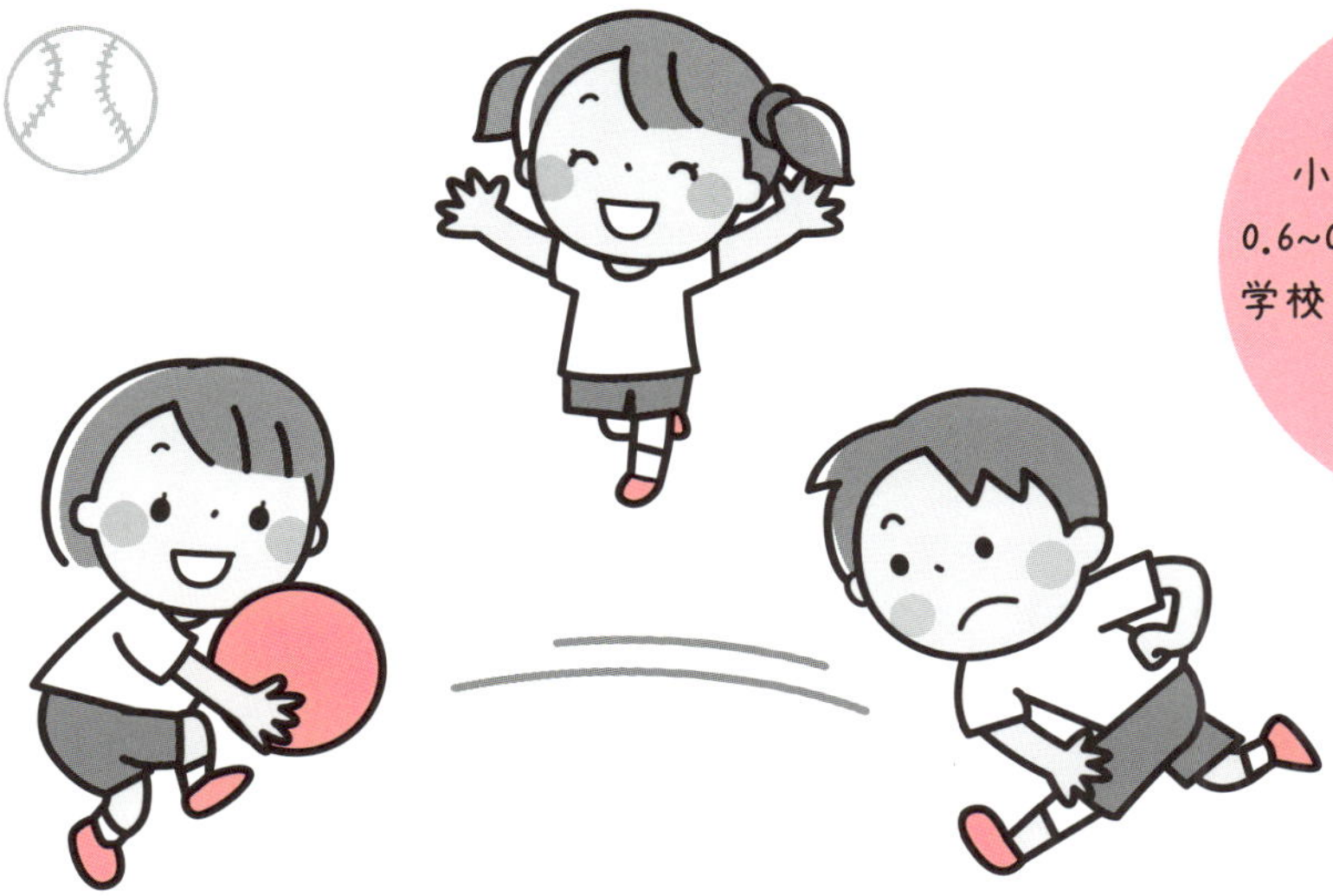

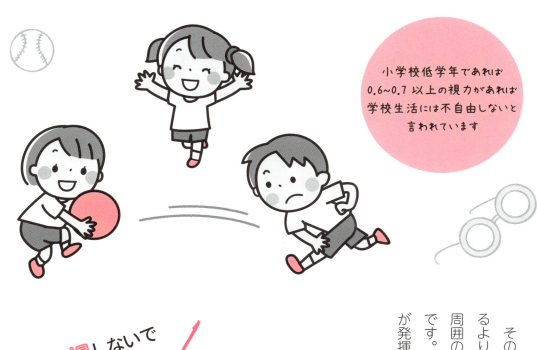

小学校低学年であれば
0.6~0.7 以上の視力があれば
学校生活には不自由しないと
言われています

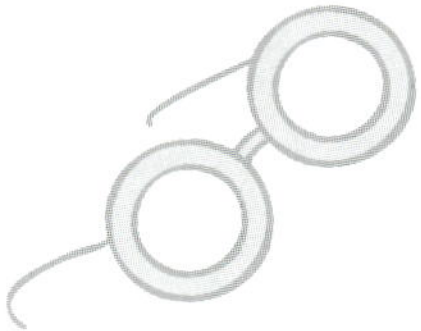

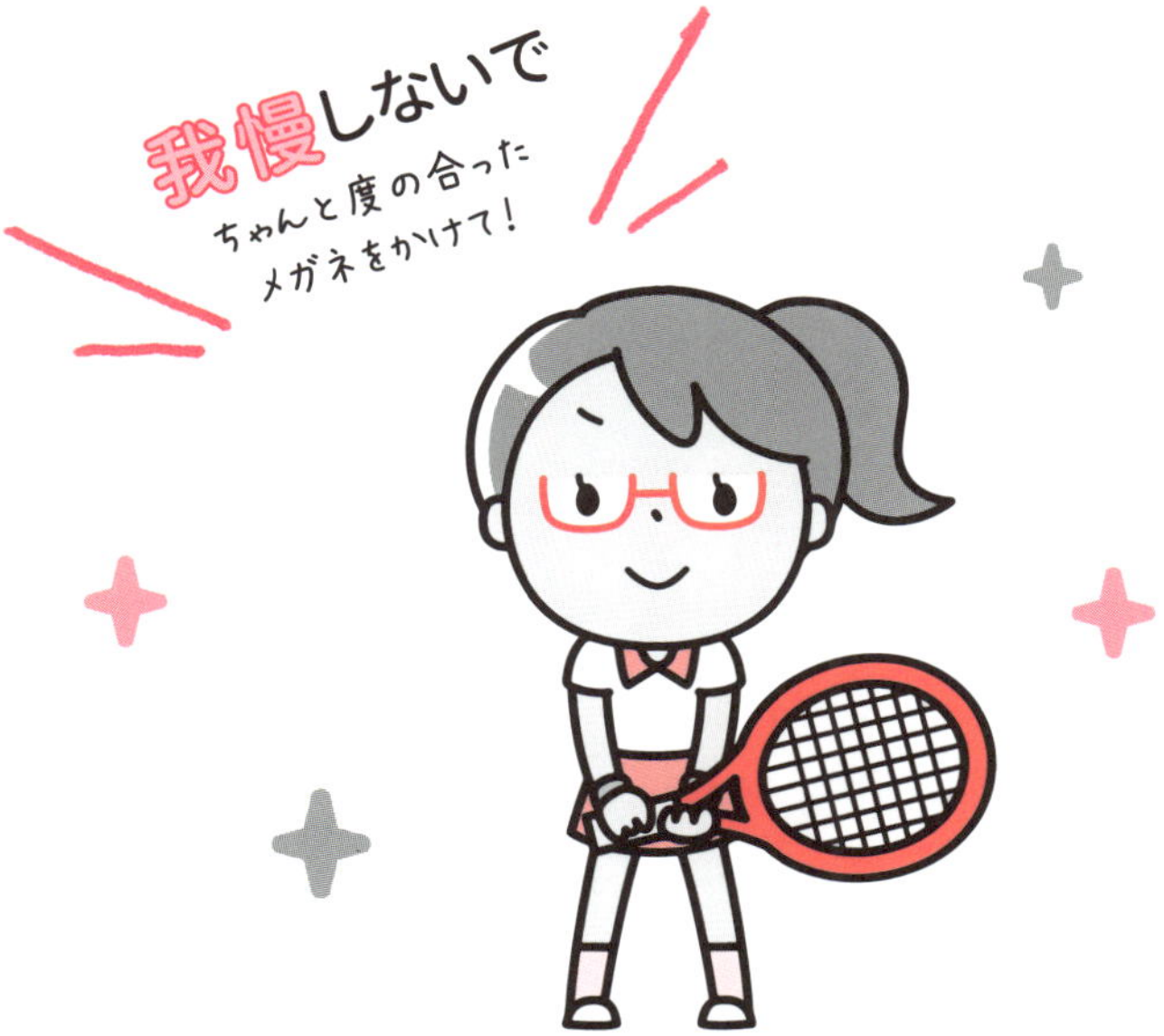
我慢しないで
ちゃんと度の合った
メガネをかけて！

そのようなときには、見えないことを我慢するよりは、ちゃんと度の合ったメガネをかけて周囲のものが十分見えるようにすることが大切です。見えない状態では勉強もスポーツも実力が発揮できないかもしれません。

メガネは
目の幅や
顔の大きさにも
合わせて

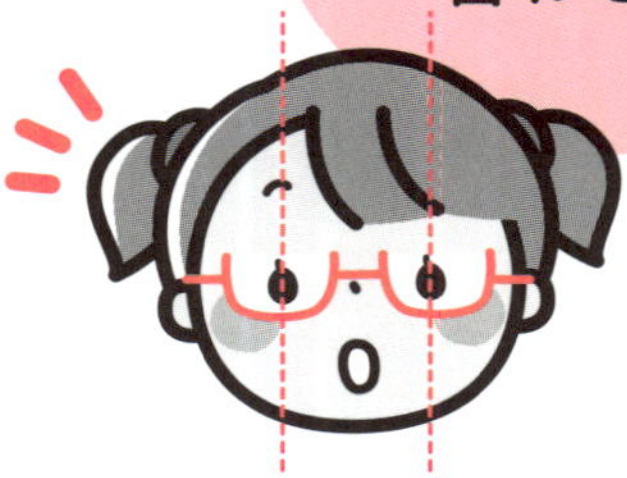

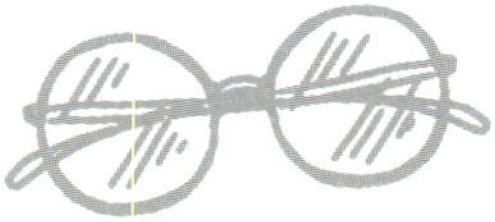

矯正したほうが進行しない？

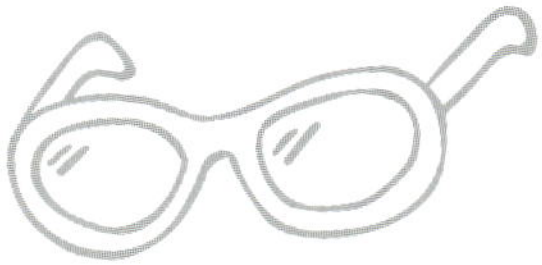

メガネは
眼科で度数を測り
処方箋を持って
メガネ店へ

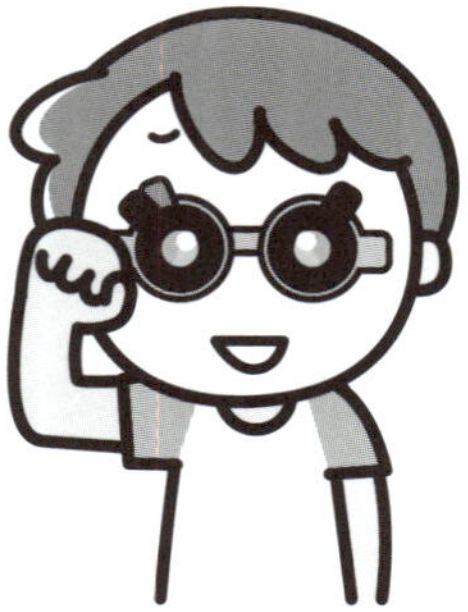

近頃ではメガネやコンタクトレンズをちゃんとかけて、しっかり矯正をしたほうが近視の進行を抑えられるのではないかという考え方も出てきています。メガネやコンタクトレンズを作る場合には、眼科で度数を測ってもらった上で処方箋を持ってメガネ店に行くようにして下さい。なお、メガネは度数だけでなく目の幅や顔の大きさにも合わせたものにする必要があります。

Column
コラム

眼に関する疑問 1

緑を見ると、目がよくなる？　遠くを見ると、目がよくなる？

昔から、「緑を見ると目が良くなる」「遠くを見ると視力が下がらない」と言われています。

しかし、これにはあまり根拠がありません。たしかに、子供の場合には、近くを見続けていると調節緊張という状態（以前、仮性近視と言われていた状態）になりやすく、遠くを見ることで調節緊張を一時的にやわらげることはできます。しかし、大多数の人の場合、近視や遠視などの強さは、この本で説明しているように、角膜・水晶体の屈折力と眼球の長さのバランスで決まってしまいます。それを、緑や遠くを見ることで変えようとすることそのものが、あまり意味がありません。むしろ、現代の生活は、遠くよりも近くを見ることの方が多いものです。

緑の植物を見たり、大空を見上げたりすることでリラックスする効果はあると思いますので、どんどん緑や遠くのものを見ていただくのは良いと思いますが、あまり過剰に期待しすぎるとがっかりする結果になってしまうかもしれません。「目がよくなる」という期待はそれほど乗せずに、純粋にリラックスするようにしましょう。

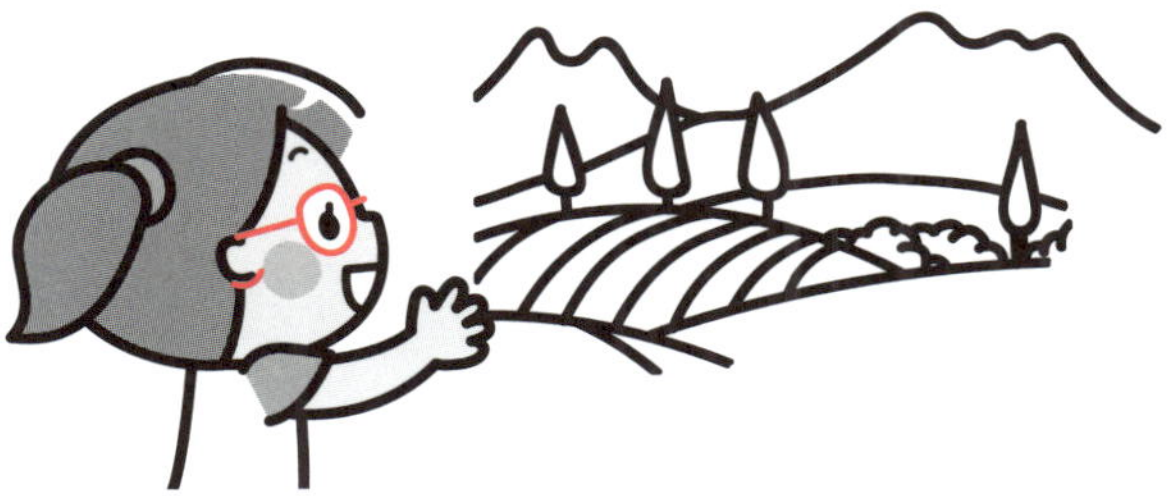

メガネは何年くらいで作り替えたほうがいいの？

子供は
2年に1度は
メガネを
変えましょう

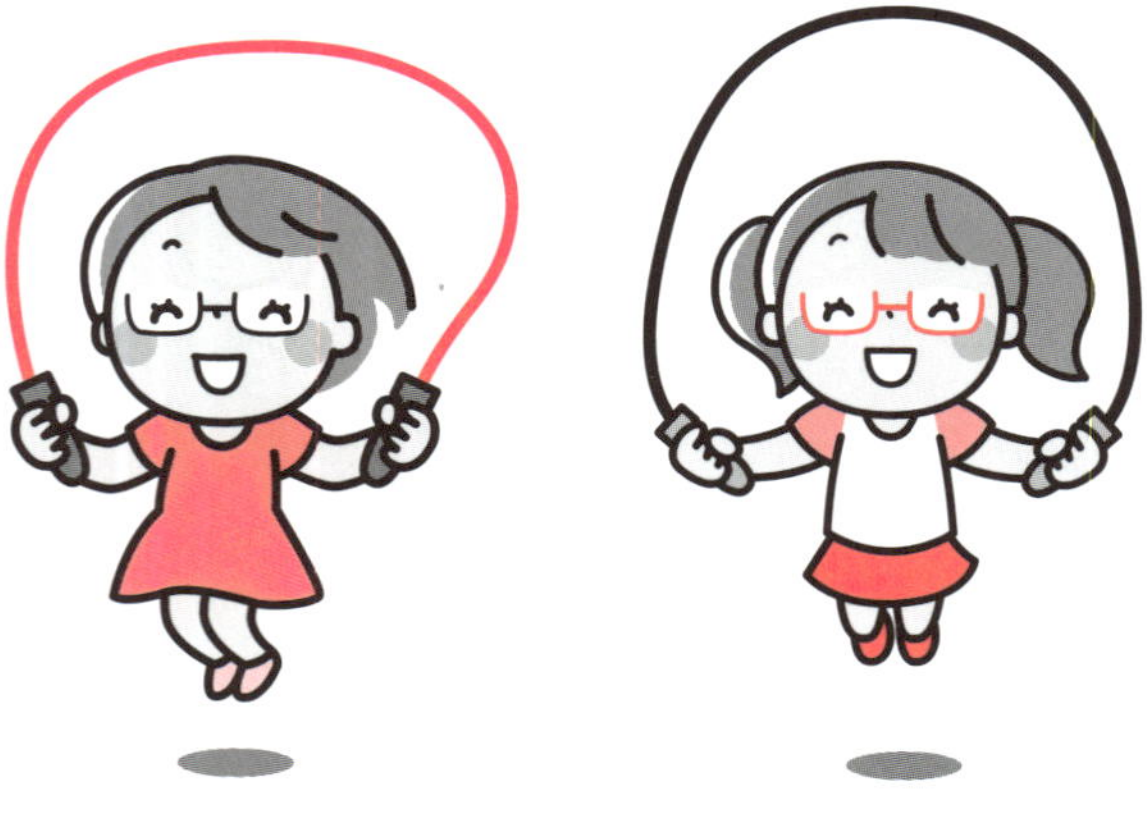

大人の場合には、そう簡単に度数が変わることはないですし、度数が変わらない限りはメガネを変える必要はありません。しかし、成長期の子供は眼球が長くなることで度数が変化することが多いですし、身体の成長に伴って顔の大きさも変わっていきますので、少なくとも2年に1度はメガネを変えるのが望ましいと思います。

2章 放置してはいけない こどもの視力の病気

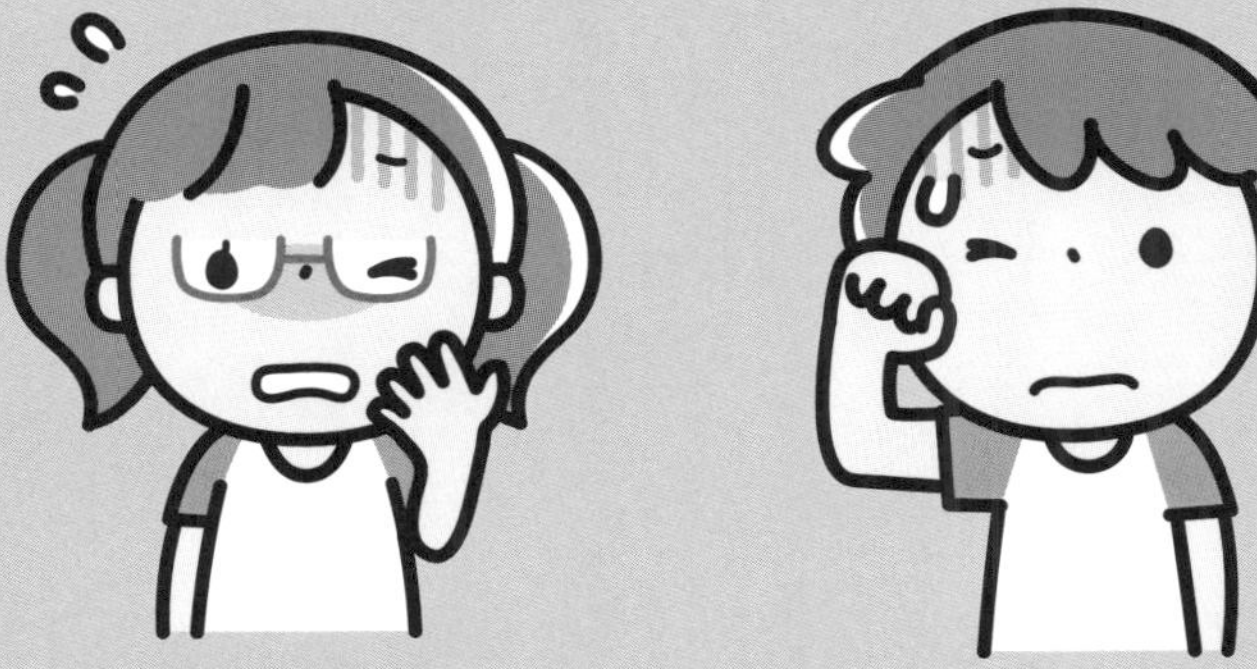

普通の近視の場合には、見えないときにメガネやコンタクトレンズを装用することで日常生活上の支障を解決することができます。日本人は半数以上が近視で、しかも現代社会は近くを見ることのほうが多いことから近視は決してハンディキャップではない、ということもおわかりいただけたと思います。

しかし、私たち眼科医はときどき、うまく矯正視力が出ない子供に出会うことがあります。「メガネやコンタクトレンズをしても良い視力が得られない」という場合は、大いに心配する必要があります。その原因として代表的なものをいくつかご説明します。

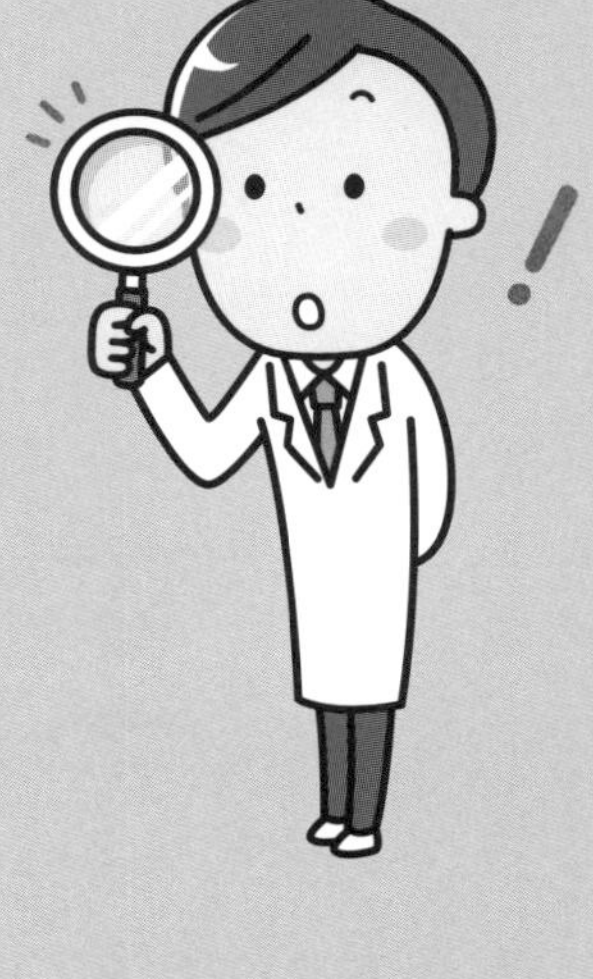

1 遠視

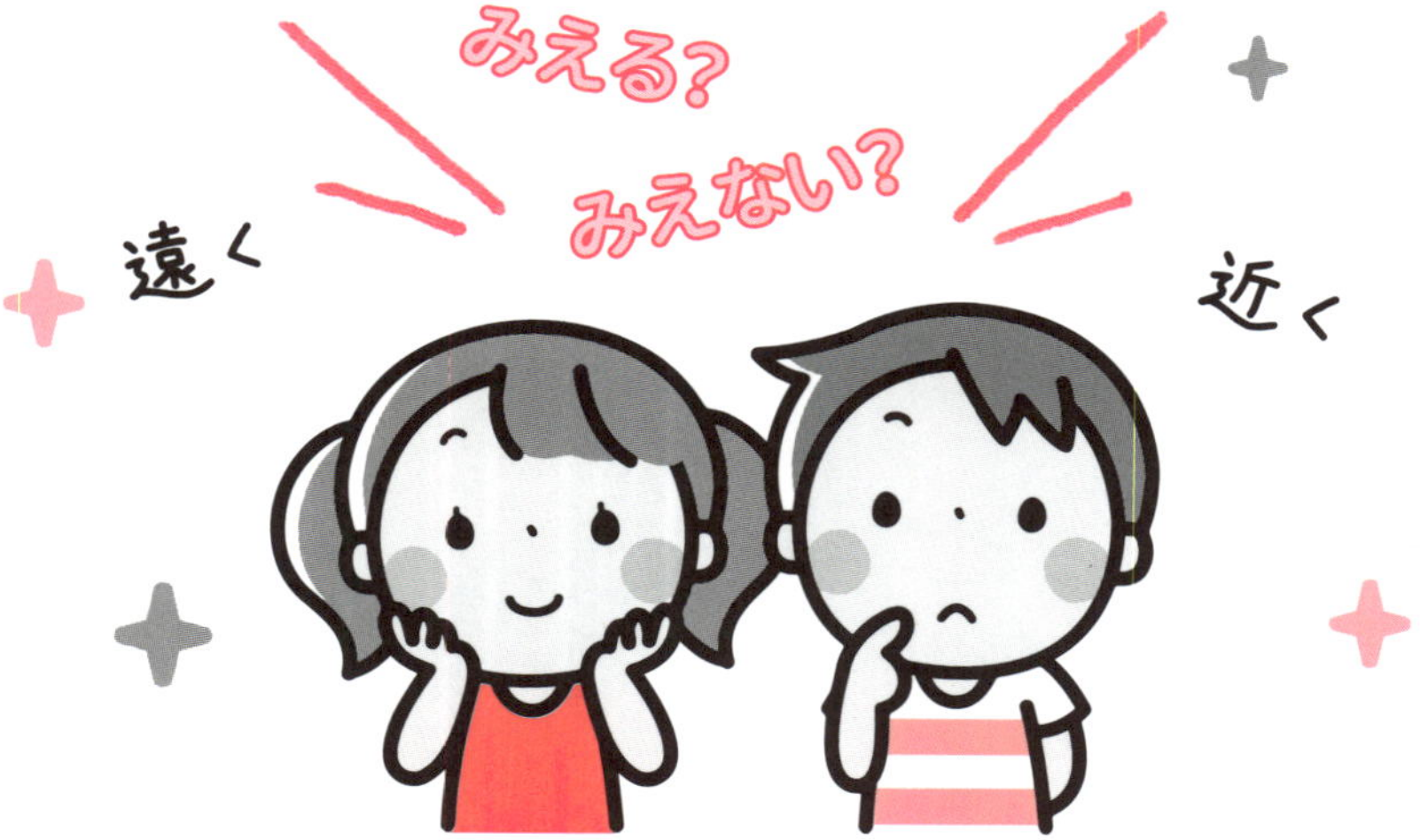

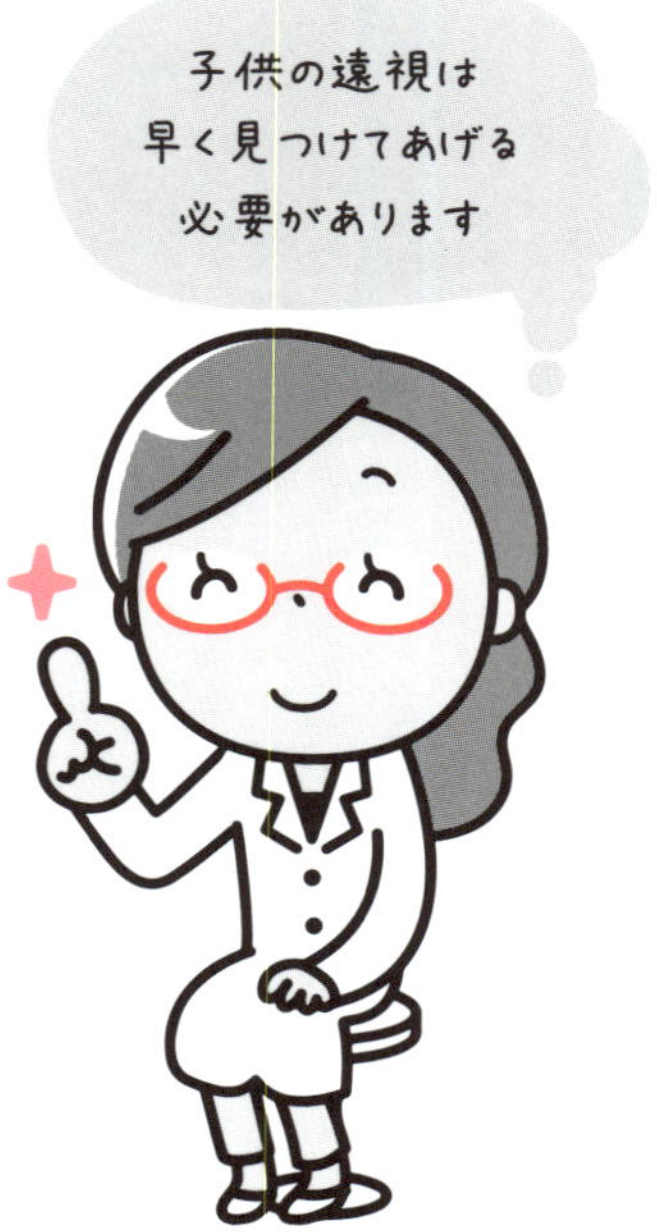
子供の遠視は
早く見つけてあげる
必要があります

小学校入学前の子供の場合、気づきにくいのは遠視です。遠視は単純に近視の反対というわけではありません。詳しく説明するととても難しくなってしまうのでそれは専門の教科書にお任せするとして、私が普段外来で患者さんにお話している方法で、とても簡単に説明します。

正視というのは、目がリラックスしていると

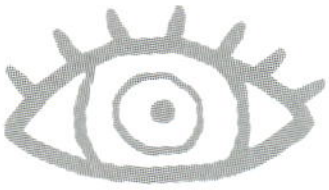

正視、近視、遠視

眼に何が起きているの？

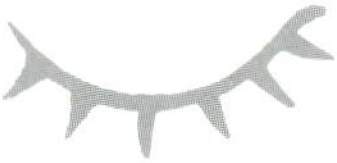

きにとても遠く（無限遠方）にピントが合っている眼のことで、正視の人は目に何も力を入れていない状態で、はるか遠くがよく見えます。近くを見るときは、眼の筋肉（毛様体筋）が収縮することで、水晶体の厚みを増して近くにピントを合わせています。このピントを合わせる力を「調節力」といいます。これに対して、近視の人というのは目がリラックスした状態のときに近くにピントがあっているため、遠くのほうのものはぼやけてしまってよく見えないのですが、近いところにあるものは、あまり疲れを感じずによく見えます。

一方、遠視の人というのは遠くを見ているときでも、正視の人が近くを見ているときのように毛様体筋に力が入ってしまっているのです。ですから、近くを見る時にはさらに毛様体筋に力を入れる必要があります。遠視の人は遠くを見ているときでも、正視の人が常に近くを見続けているような、力を入れ続けた（調節力を働かせ続けた）状態になっているのです。ですか

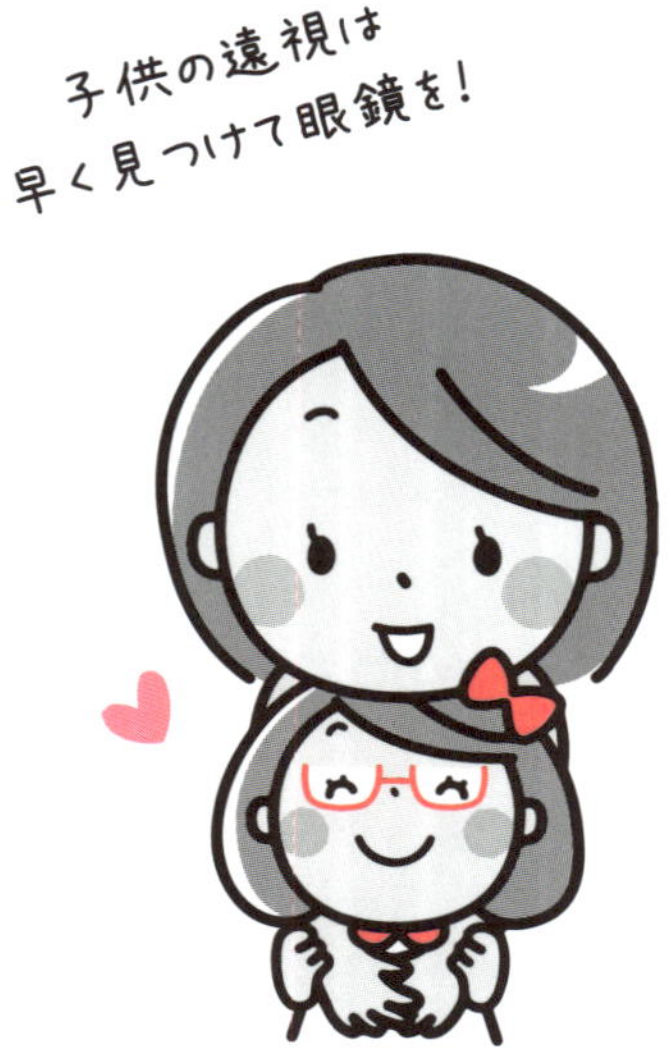

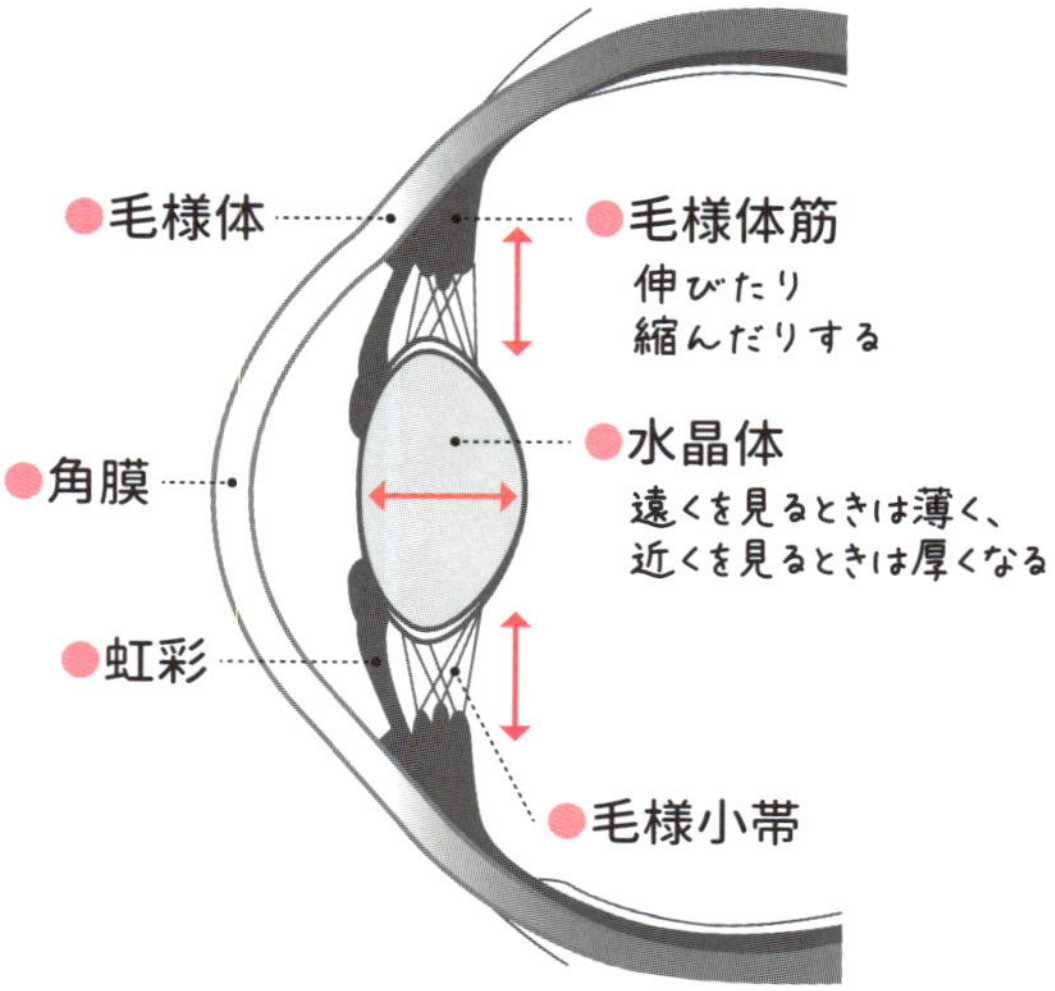

ら、遠視の人は目がとても疲れやすいのです。子供の場合は目の疲れを訴えることはありませんが、集中力がない、落ち着かない、といった行動に現れることもあります。

さらに、ある程度以上遠視が強い場合には調節力でカバーしきれずに遠くにも近くにも常にピントが合っていない状態になります。子供の視力というのは、生まれたての赤ちゃんのときには0・1も見えていない状態なのですが、小学校入学時までにだいたいの子供は1・0以上に育ってきます。この時期は視力の発達にとても大切な時期です。小学校入学まで、どんなに遅くとも10歳ぐらいまでに網膜にちゃんとピント合わせをしてやらないと、それ以降は視力が発達しなくなってしまいます。ですので、遠視は小学校入学前にできるだけ見つけて早くにメガネをかけ始める必要があるのです。さらにもうひとつ、近視の人との大きな違いは、遠視のメガネは一日中、お風呂に入る時と寝るとき以外はずっとかけていなくてはなりません。

Column
コラム

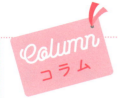

眼に関する疑問 2

眼科検査で何がわかる？

みなさんが眼科の病院やクリニックを受診すると、まず必ず**視力検査**を行います。その次に行うのは、**眼圧検査**です。これらは、内科などの血圧や脈拍に相当するような基本的な検査です。

その次に、**細隙灯顕微鏡検査**《さいげきとう》といって、細いスリット光の出る器械で目を照らしながら、顕微鏡で大きく拡大して眼を検査します。この検査では、眼の前半分に病気がないかどうかを調べています。

さらに、瞳が大きくなる薬（散瞳薬）を点眼して、眼の奥をよく調べる検査（**眼底検査**）を行います。こうやって眼科医は眼に何か病気がないかどうかを調べています。

何か病気が疑われる場合には、**視野検査**をしたり、**色覚の検査**をしたり、と必要に応じてさらに詳しい検査をすることになります。なかには、ゲームのようでちょっと面白い検査もありますよ。

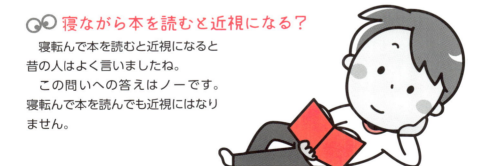

寝ながら本を読むと近視になる？

寝転んで本を読むと近視になると昔の人はよく言いましたね。

この問いへの答えはノーです。寝転んで本を読んでも近視にはなりません。

2 斜視

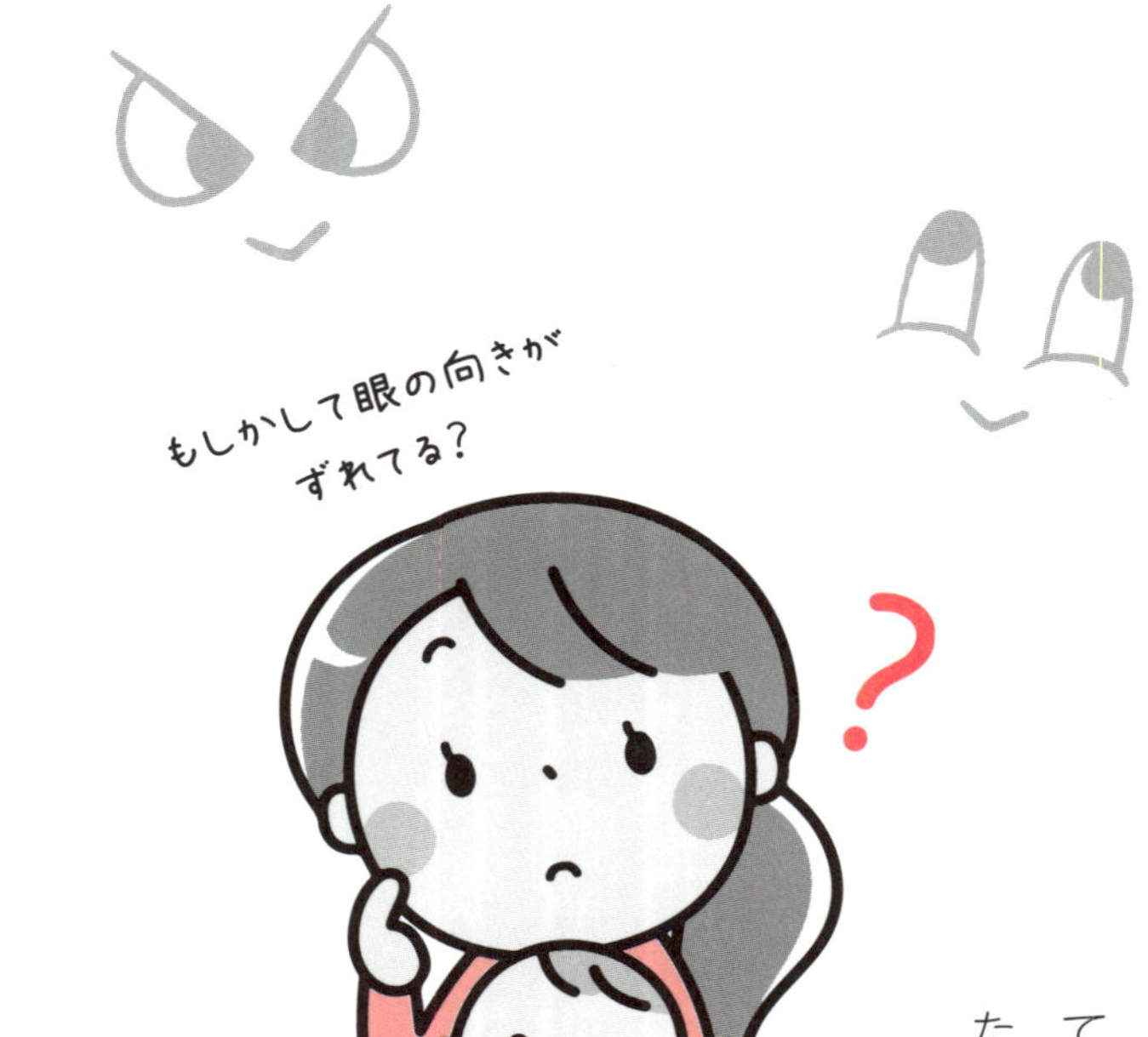

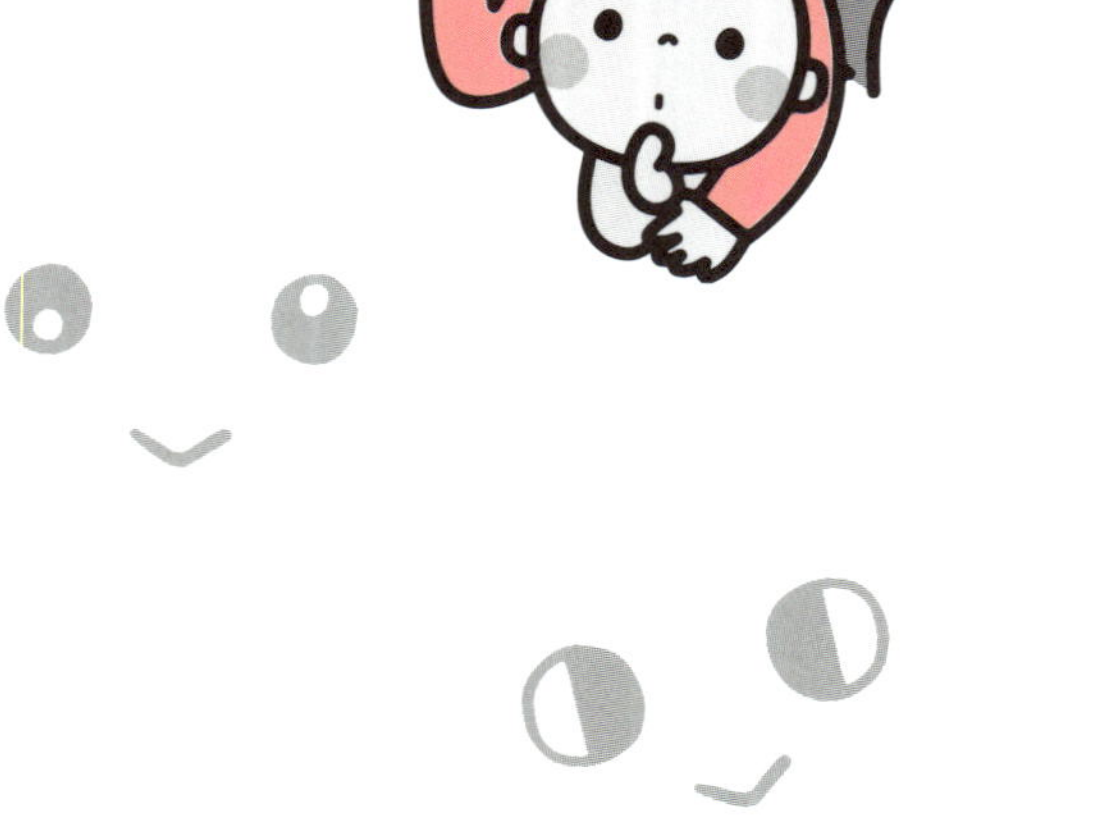

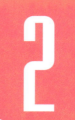

斜視も気をつけなくてはならない場合があります。斜視というのは左右の眼の向きが一致していなくて外側にずれていたり内側にずれていたりする状態です。上下にずれる人もいます。

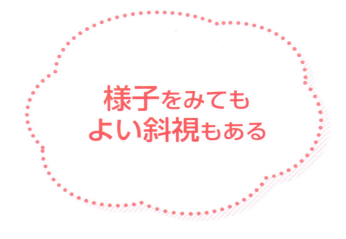

様子をみても
よい斜視もある

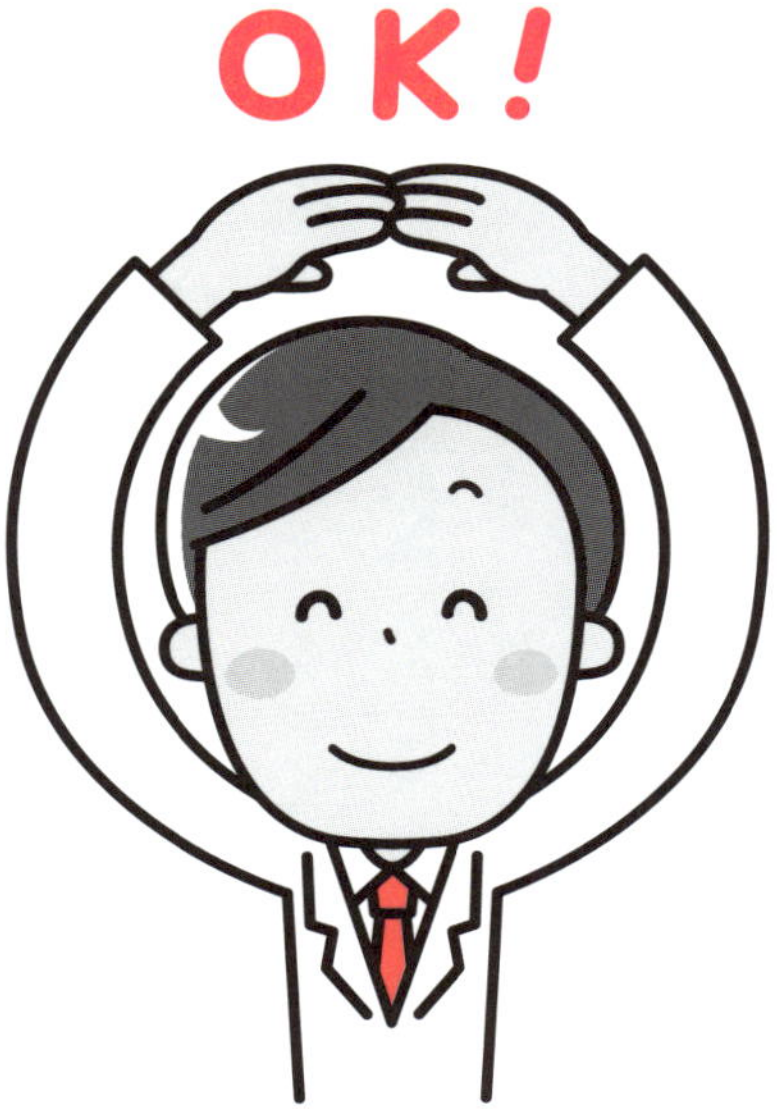

斜視のなかには、そのまま様子を見ていいものと、いけないものがあります。これも非常に簡単に説明すると、様子を見てもいい斜視とは、両眼がまっすぐになっている時間とずれている時間が両方あるものや、左右の眼で交互に目標を見ているようなものです。両眼の視力がちゃんと発達してきている場合にはそれほど急いで治療をする必要はありません。

様子をみていてはいけない斜視

NG!

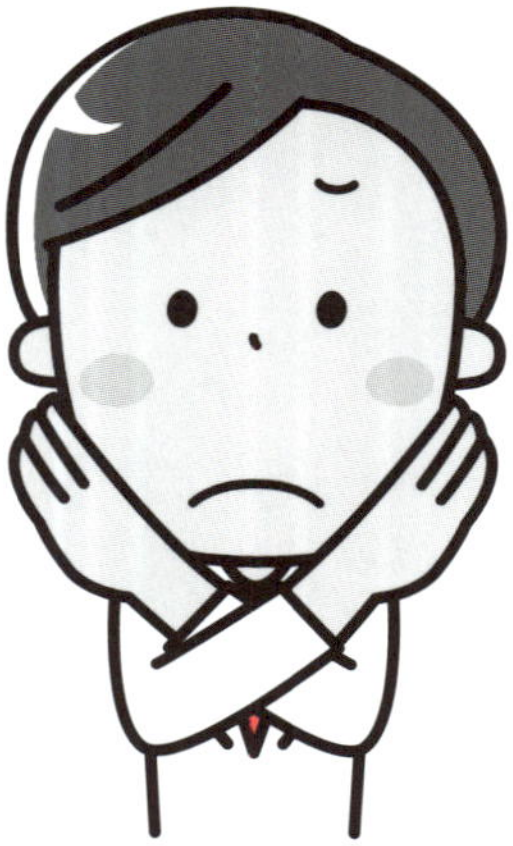

一方、なるべく早くに対処をしたほうが良いのは左右の眼のどちらかだけが常に前を見ていて、もう片方は常に視線が外れてしまっているなどの場合です。その場合は、使っていないほうの眼の視力が育ってこないことがあります。また、強い遠視があると、そのために眼が内側を向いてしまう内斜視になることがあります。このような場合にはできるだけ小さい頃からメガネをかけたり手術をしたりして治療をする必要があります。他にも斜視にはいろいろな種類があるので、怪しいと思ったらなるべく早くに一度眼科を受診して専門の検査を受けておいたほうが良いでしょう。

両眼の視力がバランスよく育ってきていて、両方の眼で見ている時間もあるような斜視の場合には治療を急ぐ必要はありません。本人が見た目を気にして治療したいと思うようになってから手術を受けるのでも大丈夫です。

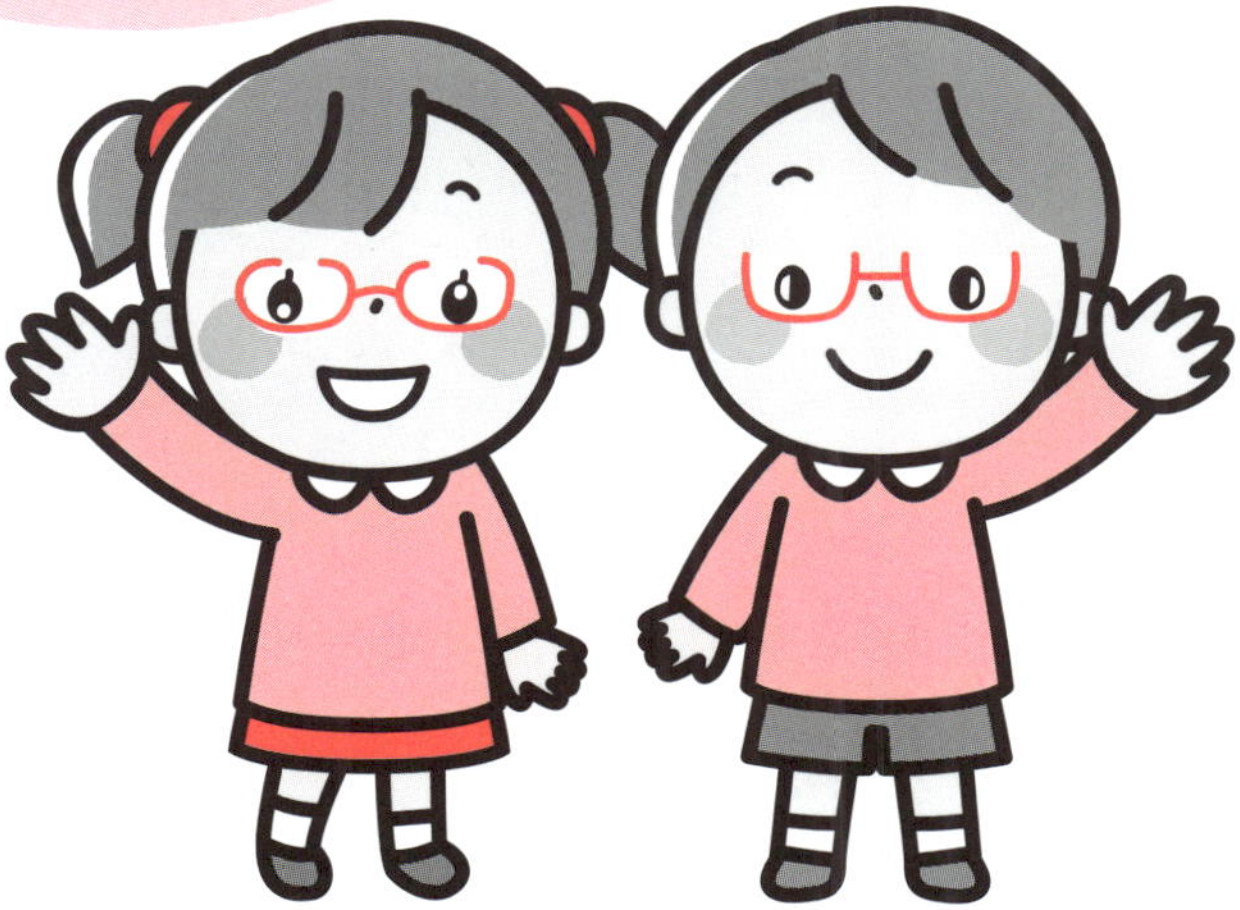

3 心因性視力障害

それまでは 視力がよかったのに

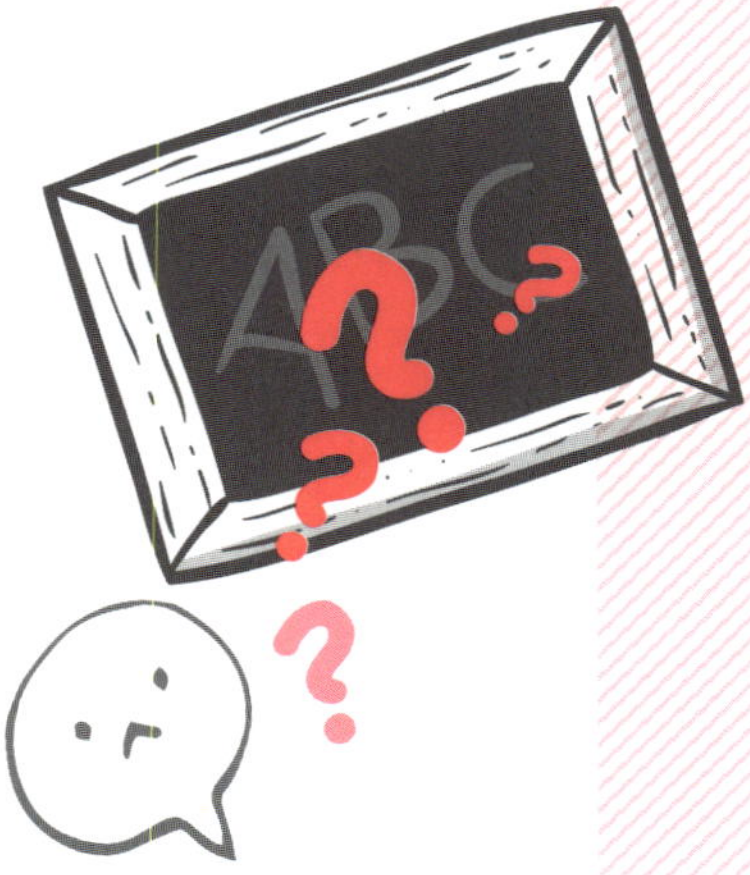

次に、小学校中学年ぐらいから中学生ぐらいまでの多感な時期に起きやすいのが心因性視力障害です。それまで視力がよかった子が急に目が見えにくいと言い出します。黒板の字も見えないし、学校検診でも非常に悪い視力だと通知がきます。眼科に行って視力検査をしてもらってもあまり良い視力が出ません。ところが、ベテランの検査員がうまくトリックを使って視力

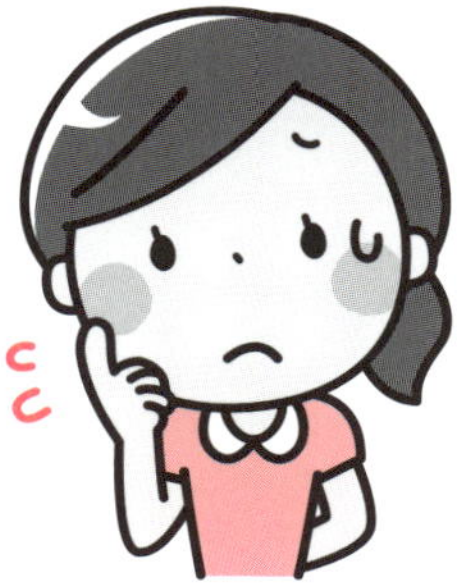

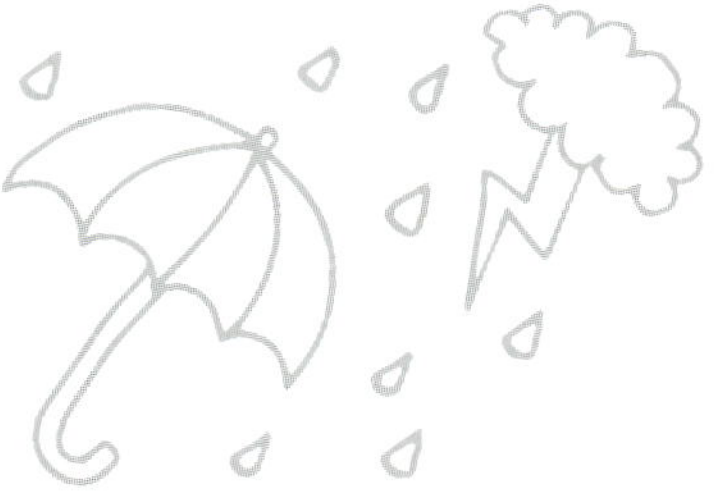

心の葛藤？愛情不足？

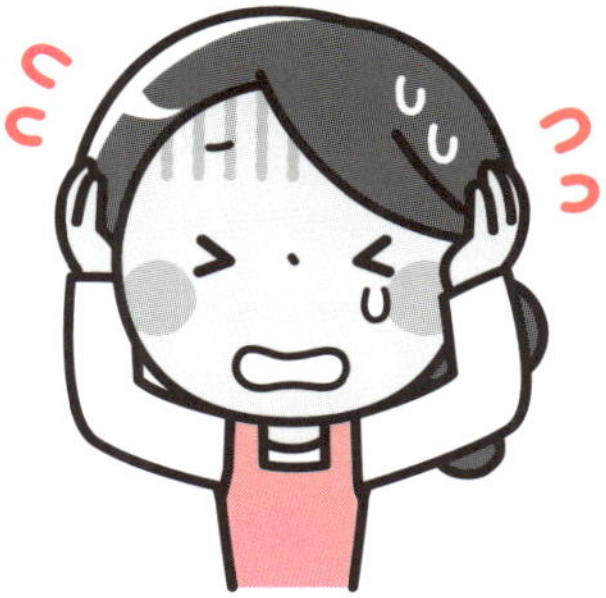

過度な心配は必要ありません

測定をするとスラスラと視力が出たりします。また、視野検査をすると一発で心因性視力障害の診断がついてしまうことがあります。

　心因性視力障害は子供が心に何か葛藤を抱えているときに身体症状として現れるものです。心因性視力障害を診断するのは比較的簡単ですが、それではどうやって治療するのかといわれると、あまり有効な方法はありません。しかし、ほとんどの子供で数ヵ月から数年くらいで治ってしまうものです。

　子供さんが心因性視力障害といわれた場合、親、特に母親は切ない気持ちになってしまうことがよくあります。また、周りの人から「母親の愛情が足りない」などといわれることもあるかもしれません。しかし、心因性視力障害は必ずしも母親との関係から生じるという訳でもありません。これは決して世間で認められた考えではないのですが、私自身は心因性視力障害は子供が成長していく上である程度仕方のないものなのではないかと思っています。

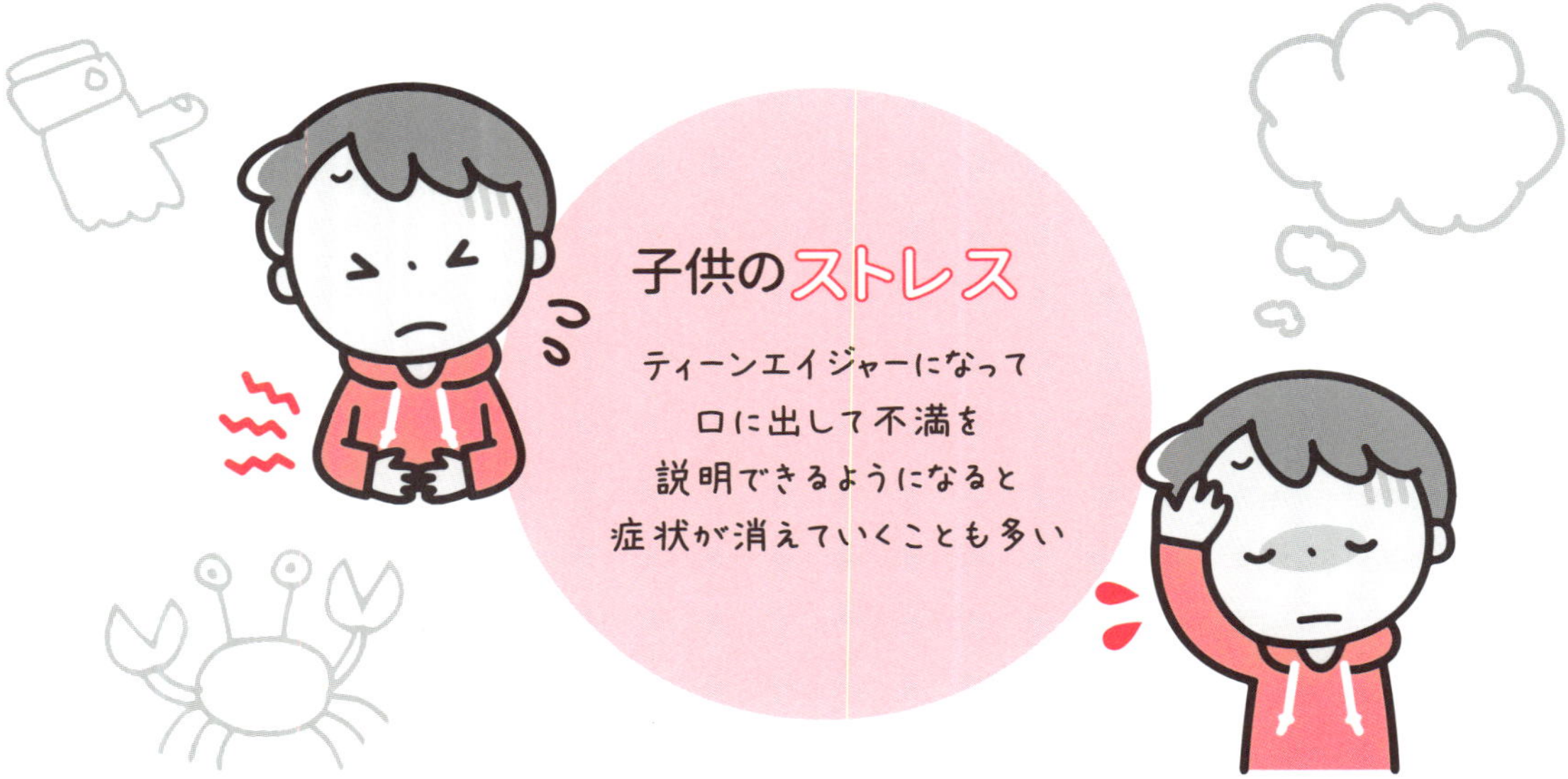

子供のストレス

ティーンエイジャーになって
口に出して不満を
説明できるようになると
症状が消えていくことも多い

視力障害だけでなく、子供のなかには学校に行こうとしたり習い事に行こうとしたりするとお腹が痛くなる子もいればチックが出る子もいます。チックというのは、瞬きや顔しかめ、咳払いなど身体の動きが、本人が意図していないのに繰り返し出てしまう症状です。こういう症状は得てして自分の不満や嫌だと思うことをあまり主張しないで我慢してしまう子に多く出るように思います。

それでは、その子が嫌だと思っていることや矛盾に感じていることを取り除いてやればよいのでしょうか。社会のなかで生活していくためには多少は嫌なことも我慢しなくてはなりませんし、周囲に合わせなくてはならないこともあります。大人であれば、そういうときは親しい友人に話を聞いてもらったり趣味に没頭して忘れたり、美味しいものを食べたりお酒を飲んだりして憂さ晴らしをするという方法を持ち合わせています。子供はそういう手段をまだ身につけていません。しかし、そこで周りの大人が安易

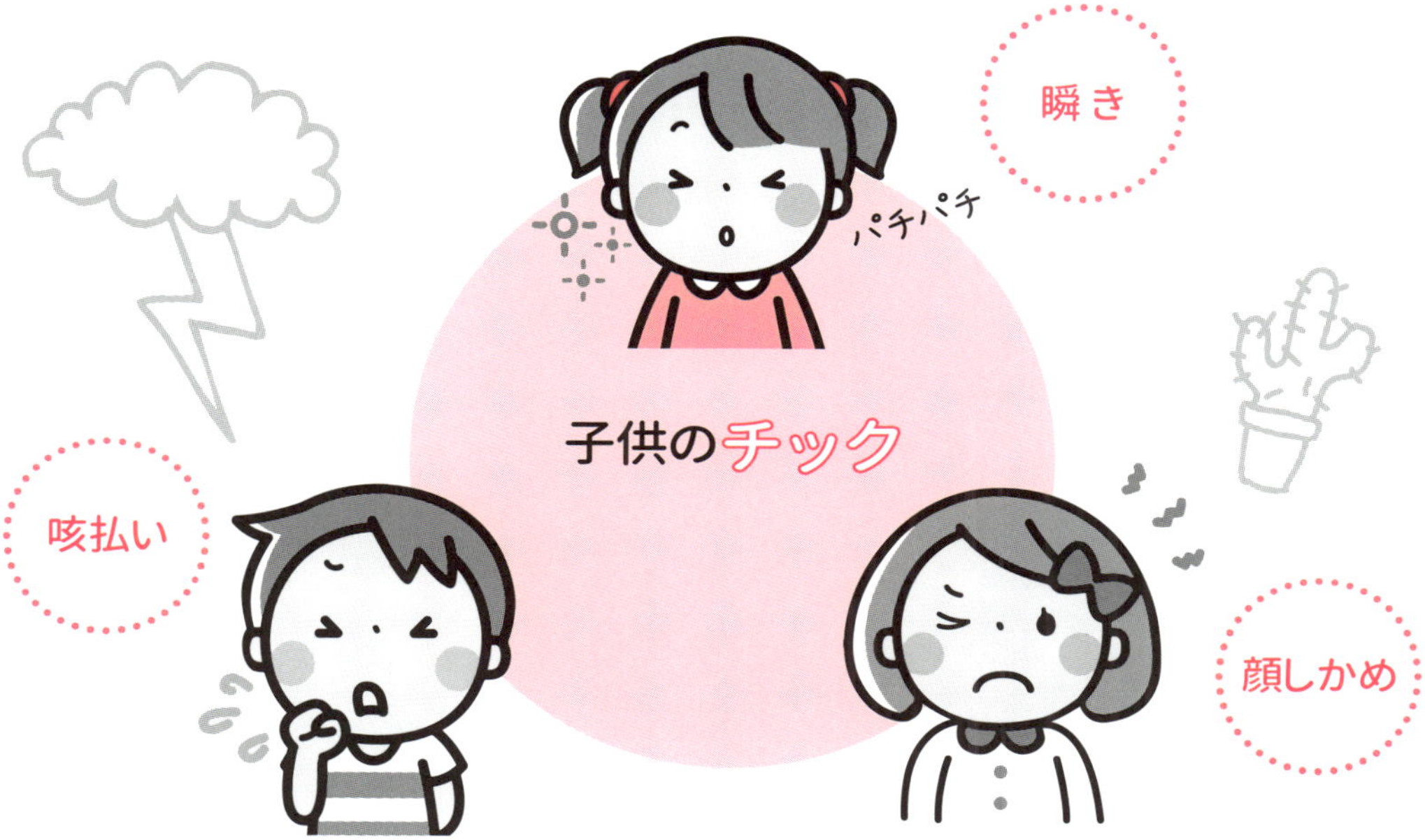

にストレスを取り除いてやったのでは、その子はストレスを乗り越える方法を身につける機会が遠のいてしまうのではないでしょうか。身体症状は自分のストレスをうまく逃がしてやりながら社会で生きていく方法を身につけるための練習なのではないかと思います。それを裏付けるかのように、大体の子供はティーンエイジャーになって口に出して不満を説明できるようになると症状が消えていくことが多いようです。ですから、これはおそらく大人になるためのひとつのステップなのではないかと思って、私はみています。

もちろん、不当に強いストレスは取り除いてあげないといけませんし、他に本当に治療が必要な病気がないことをしっかりと検査してから診断する必要があることは言うまでもありません。

4 アレルギー性結膜炎

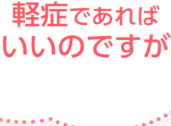

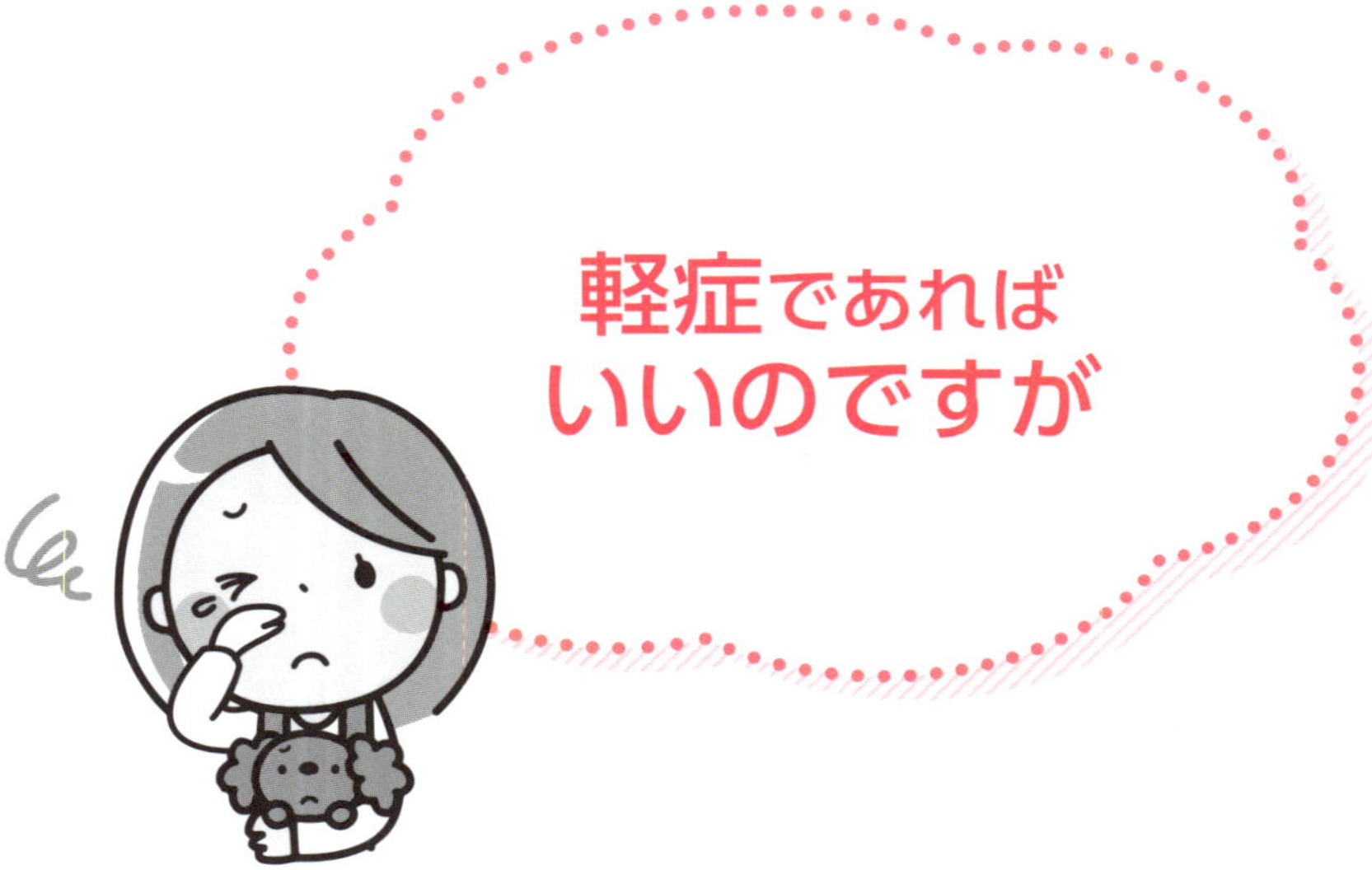

季節性アレルギー性結膜炎（花粉症）や、ダニ、ハウスダストなどによる通年性アレルギー性結膜炎は、抗原（スギなどの花粉、ダニ、ハウスダスト、ペットの毛など）に晒されることによって結膜でアレルギー反応が起こり、目が痒くなったり涙が出たり白目が充血して腫れたりする病気です。

このような一過性で軽いアレルギー性結膜炎であればいいのですが、なかにはアトピー性皮膚炎に合併して起きるアトピー性の結膜炎や、春季カタルという非常に重症のアレルギー性結膜炎があります。アトピー性結膜炎がある程度重症になった場合や春季カタルになった場合に

結膜炎とあなどらず しっかり治療を！

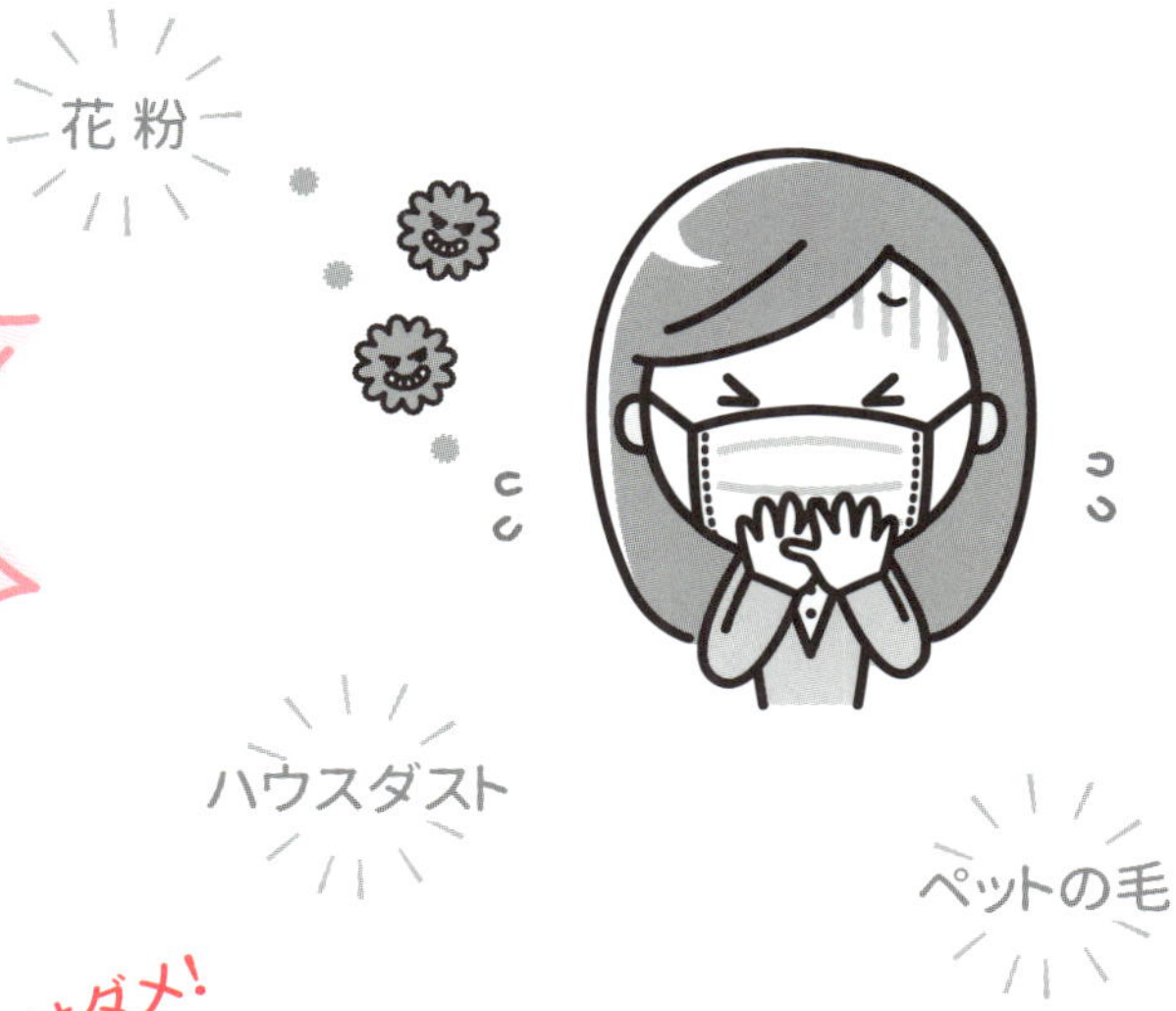
花粉
ハウスダスト
ペットの毛

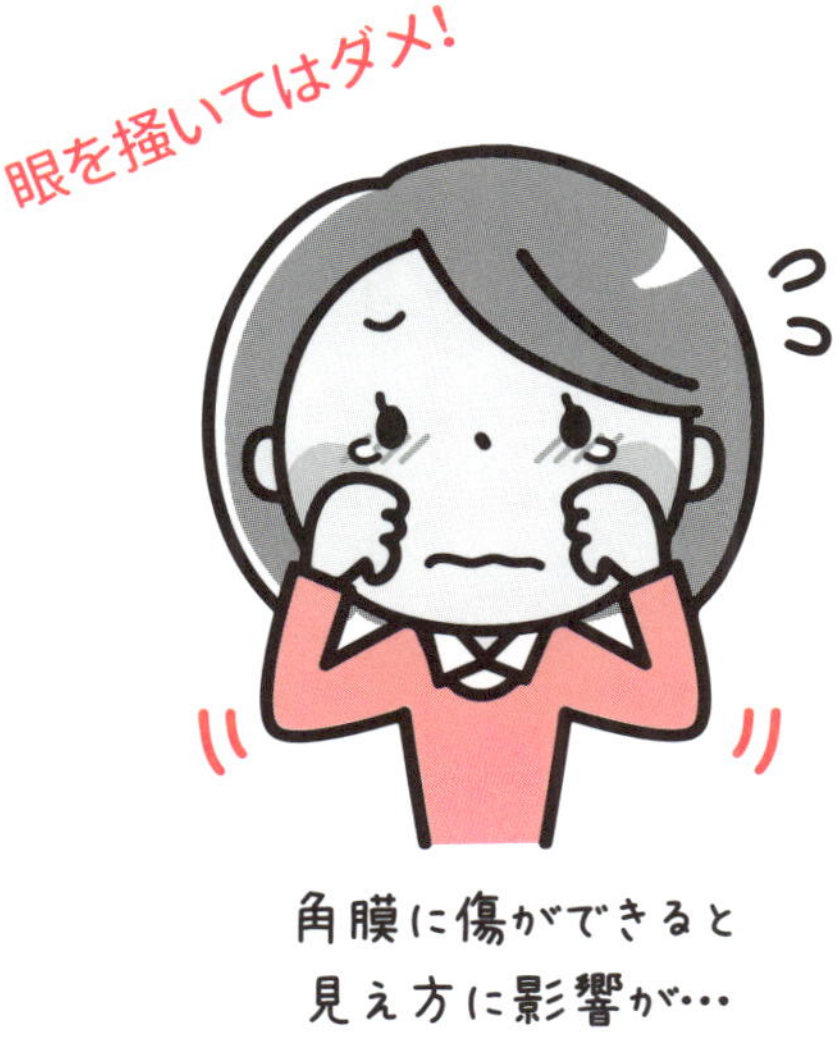
眼を掻いてはダメ！
角膜に傷ができると
見え方に影響が…

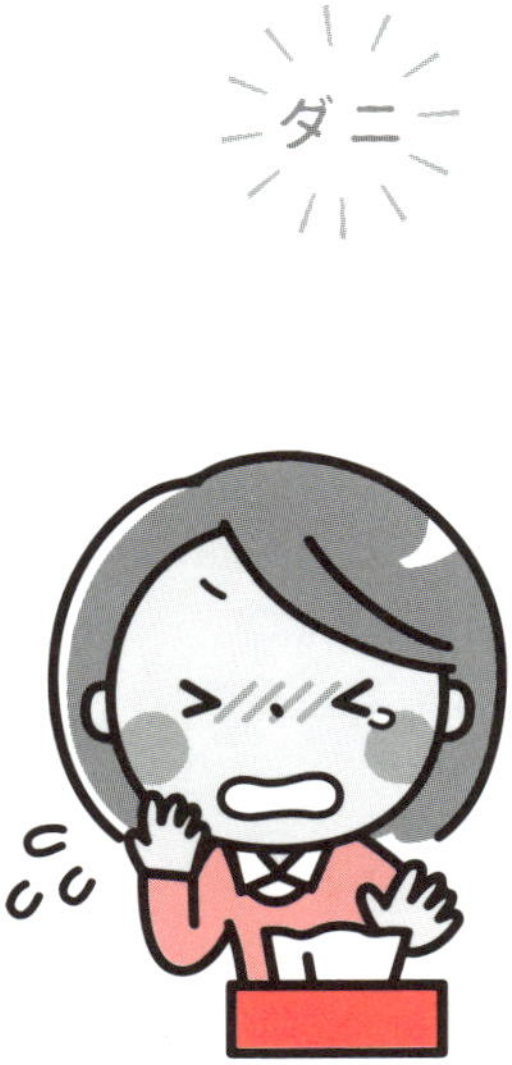
ダニ

は、結膜だけでなく角膜にも傷ができて痛みを感じ、見え方にも影響が出てしまいます。結膜炎とあなどらず、しっかり治療をする必要があります。

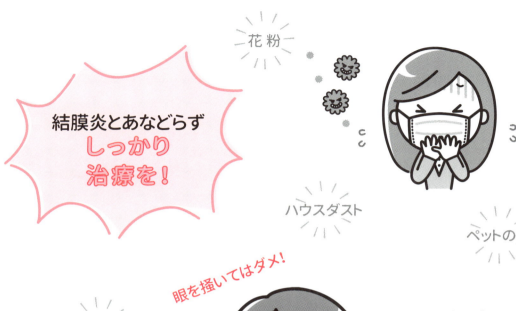

市販薬で対処できる？

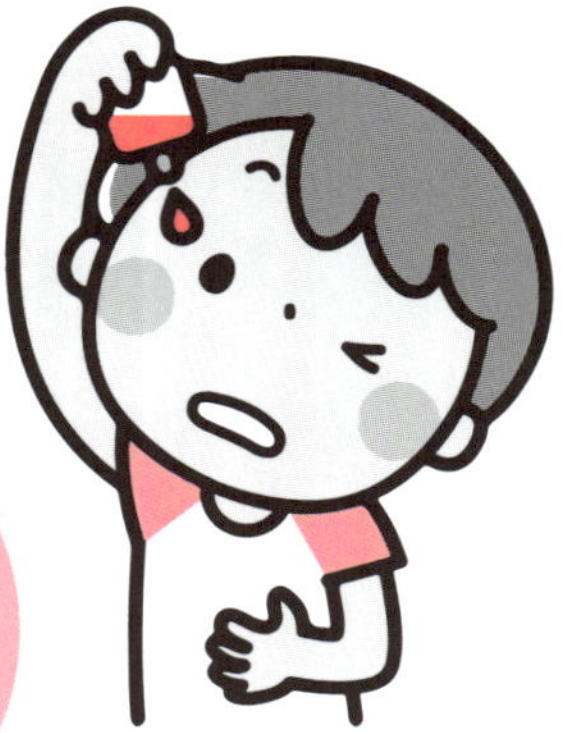

市販の目薬でも
副作用や相互作用、
使用頻度などの
注意は必要です

自己判断は禁物！

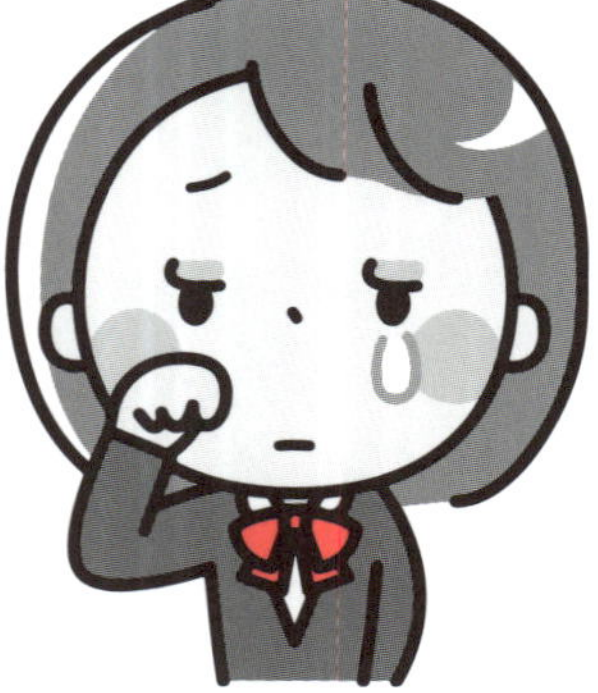

最近は薬局で処方箋なしで買える薬のなかにアレルギーを抑える成分の入った点眼薬がたくさんあります。これらの薬には病院で処方される薬と同じような成分が入っていますが、大抵は病院で処方されるものよりも濃度が薄くなっています。花粉症などの軽いアレルギー性結膜炎の場合には、市販薬をつけて対処するのでも良いと思います。

しかし、もし市販薬を使っても眼の充血やかゆみが治まらない場合、翌日になっても治らない場合、まぶたが腫れたり目に痛みがあったり見え方が悪いと感じるような場合には、自己判断せずに必ず眼科を受診してみてもらうようにしてください。

Column
コラム

眼に関する疑問 3

水泳後に、水道水で目を洗うけど、目がしぱしぱします

眼の表面は乾かないように常に涙で覆われています。涙の浸透圧は300 mOsm/L ぐらいで、体液に近いのですが、これは眼の表面の細胞を守るためには最適の浸透圧と考えられます。

ところが、水道水などの真水の浸透圧は0 mOsm/L です。このような真水に晒されると、細胞は膨張して破裂してしまいます。水道水で目を洗うと、眼の保護に必要な涙や粘液が流れてしまう上に、浸透圧の低い水のために眼の表面の細胞が痛んでしまいます。水泳後の水道水での洗眼は、決して勧められるものではありません。

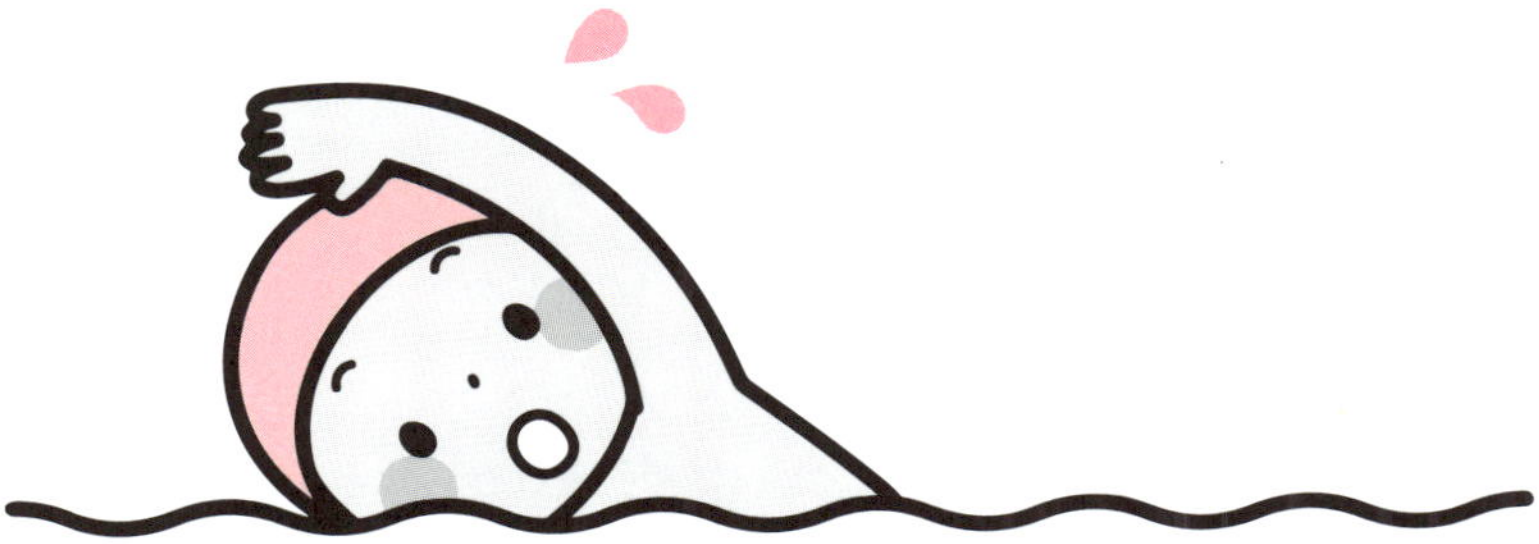

5 円錐角膜

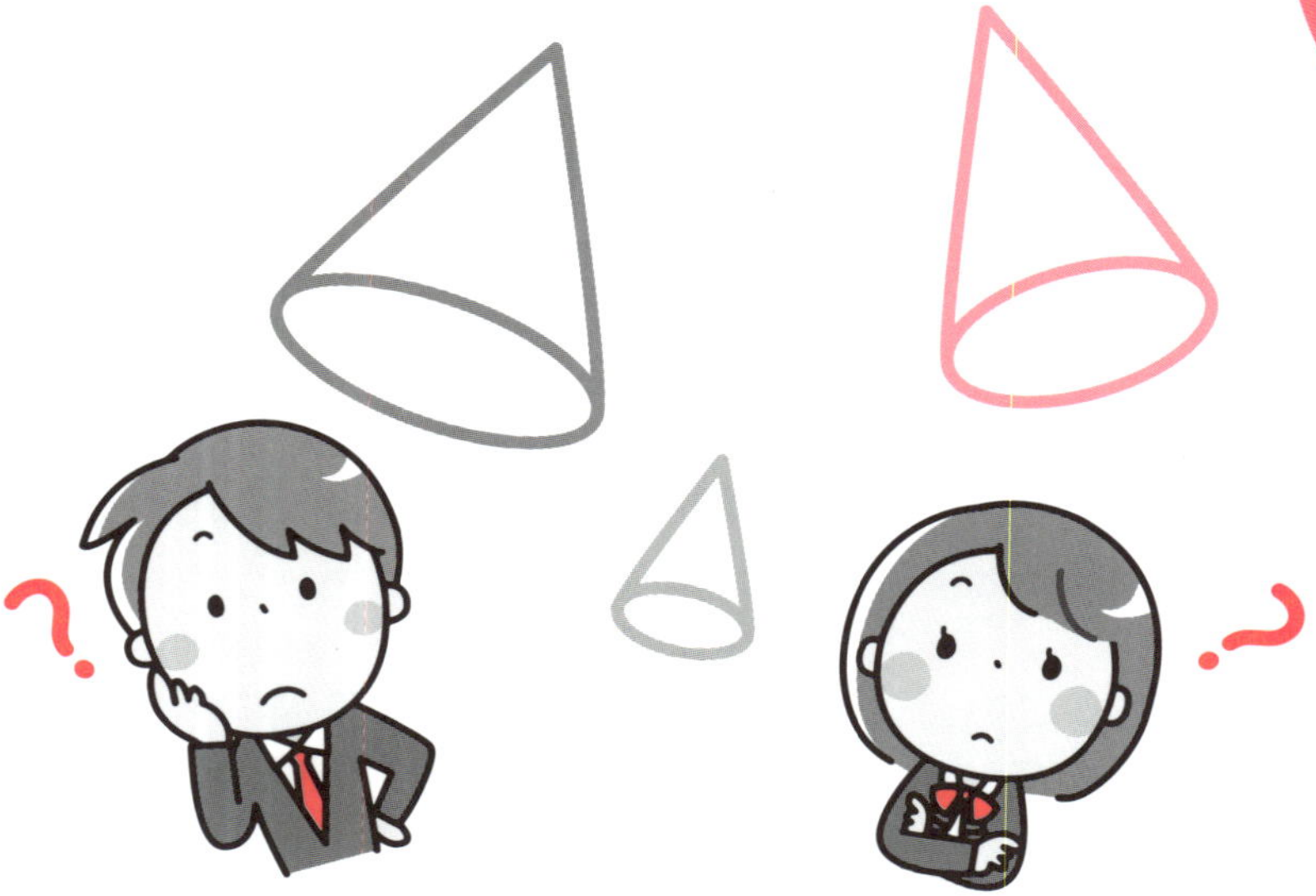

　そして、もうひとつ忘れてはならないのがこの本のテーマである「円錐角膜」です。円錐角膜は眼科医のあいだでは古くから知られた病気ですが一般の方にはあまり知られていません。

　円錐角膜は１９９０年代までは、たとえ見つかっても治療法がない病気でした。しかし、２０００年代になってから新しい診断、治療法が出てきたために、早期に発見することがとても重要になりつつあります。いま眼科の医師や研究者のあいだではとても注目されている病気でもあります。次の章からは円錐角膜について詳しくご説明しましょう。

3章 円錐角膜かもしれません

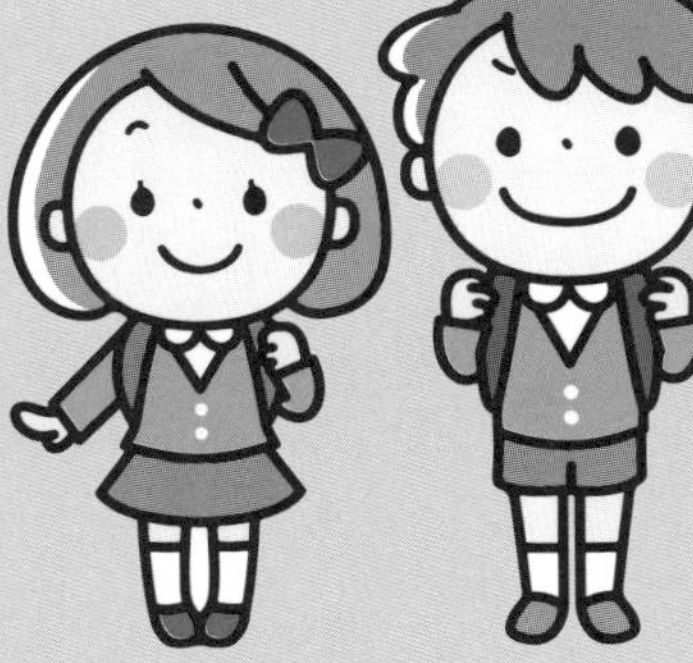

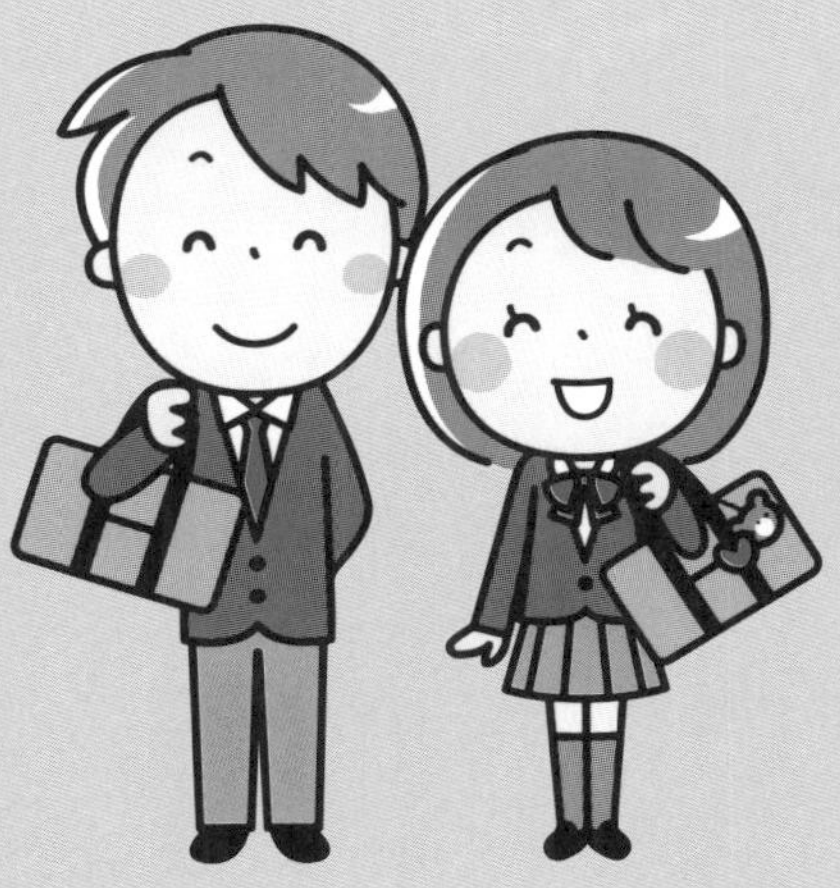

むかしは円錐角膜であるとわかっても、治療法がありませんでした。
いまは治療できるようになったので、早く見つけることが大切な病気です。

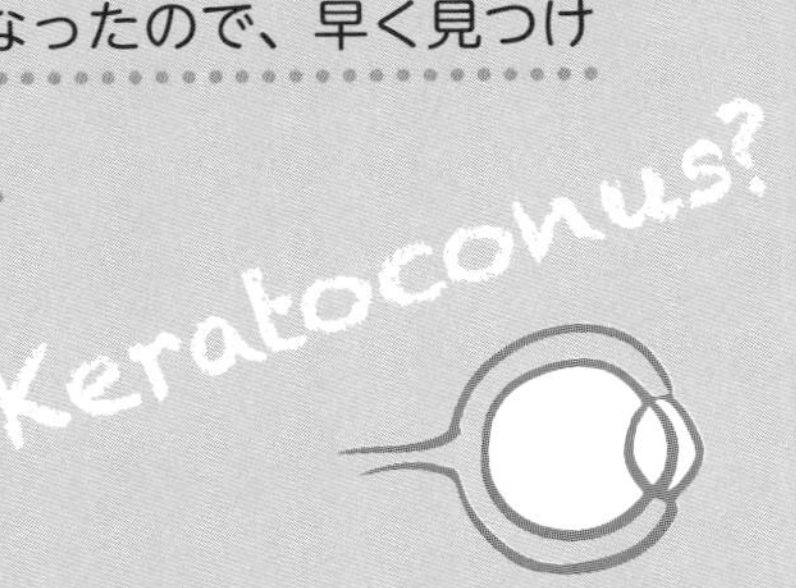

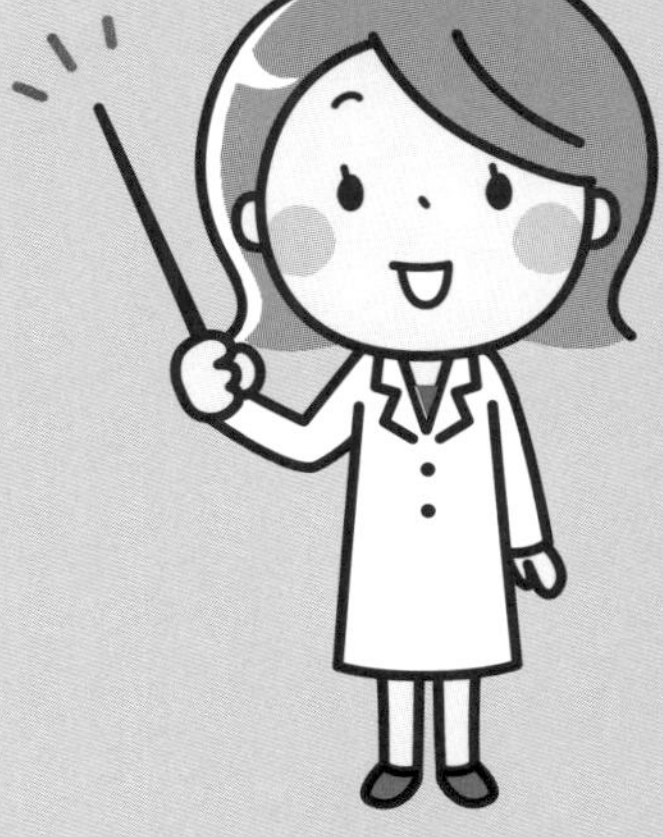

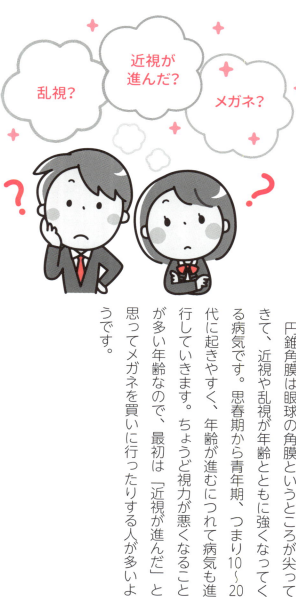

1

円錐角膜って、どんな病気?

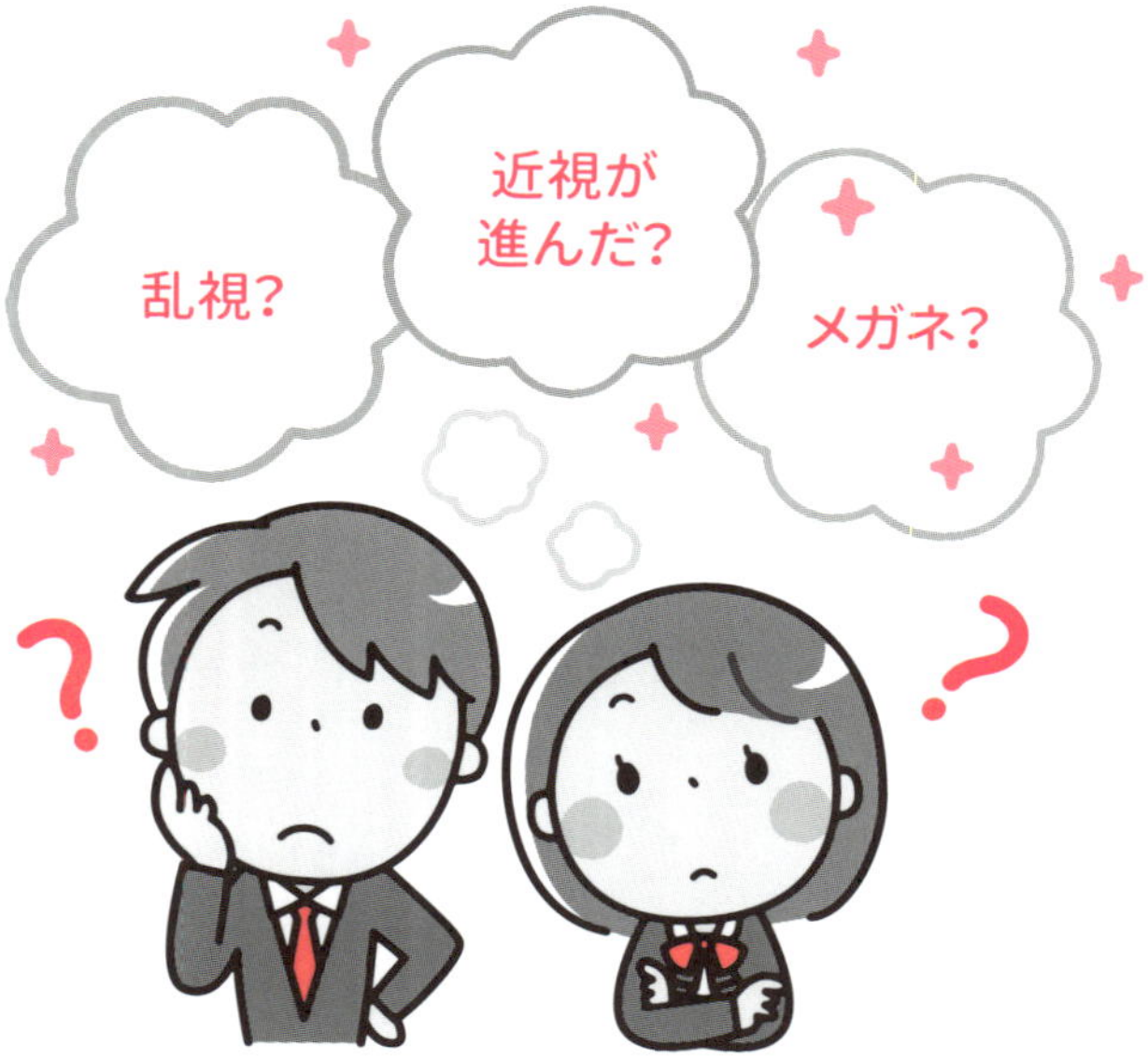

円錐角膜は眼球の角膜というところが尖ってきて、近視や乱視が年齢とともに強くなってくる病気です。思春期から青年期、つまり10～20代に起きやすく、年齢が進むにつれて病気も進行していきます。ちょうど視力が悪くなることが多い年齢なので、最初は「近視が進んだ」と思ってメガネを買いに行ったりする人が多いようです。

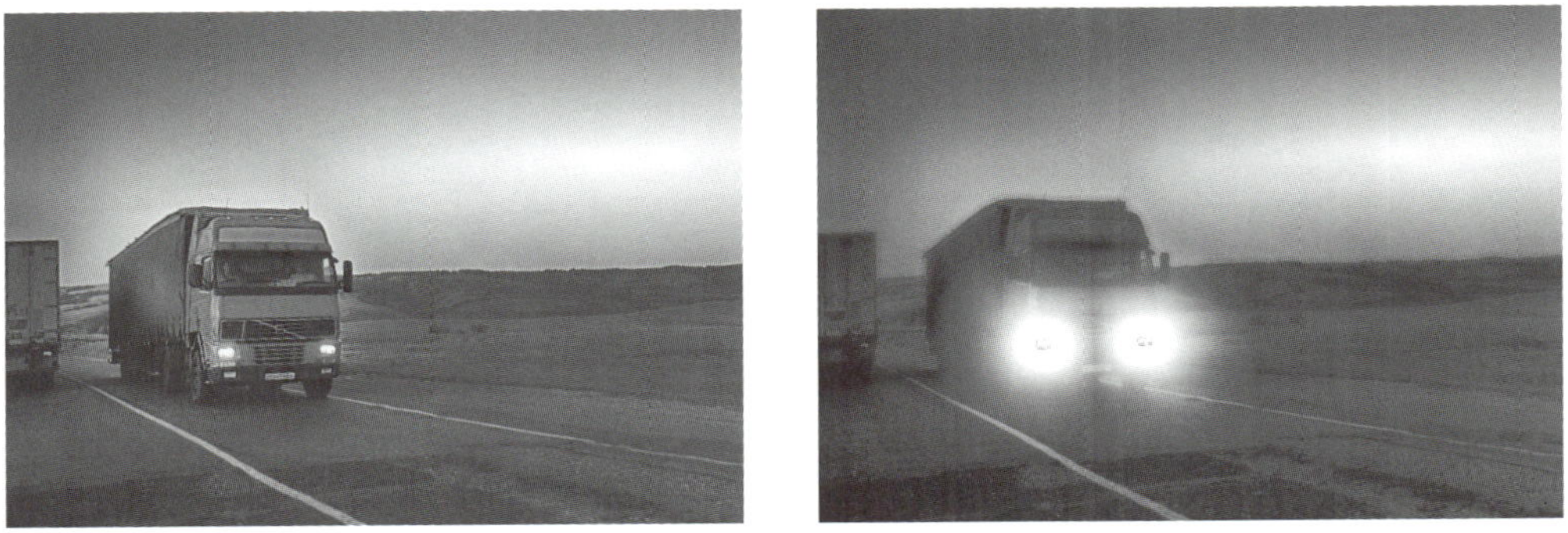

図　正常(左)と中等度円錐角膜(右)の見え方のシミュレーション画像(風景)

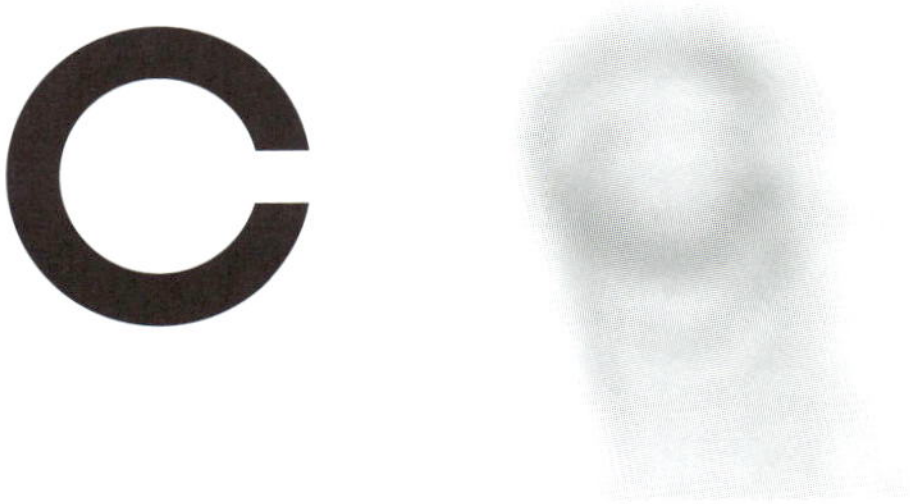

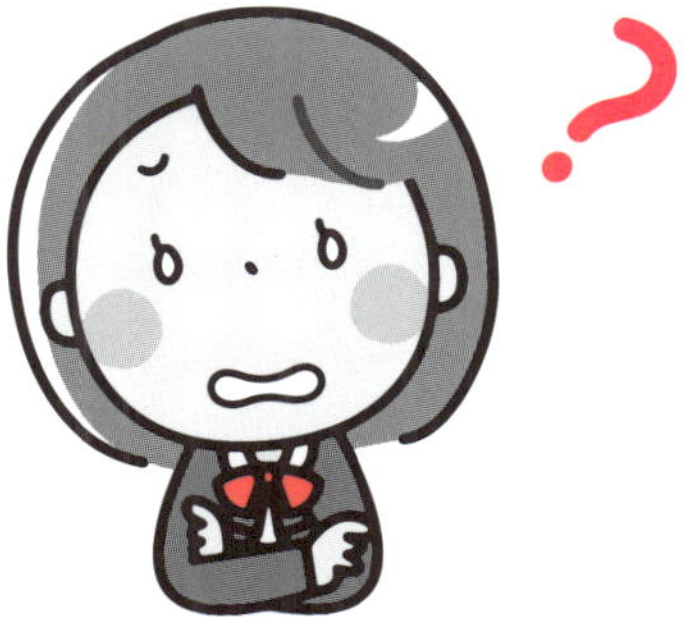

図　正常(左)と中等度円錐角膜(右)の
見え方のシミュレーション画像(ランドルト環)

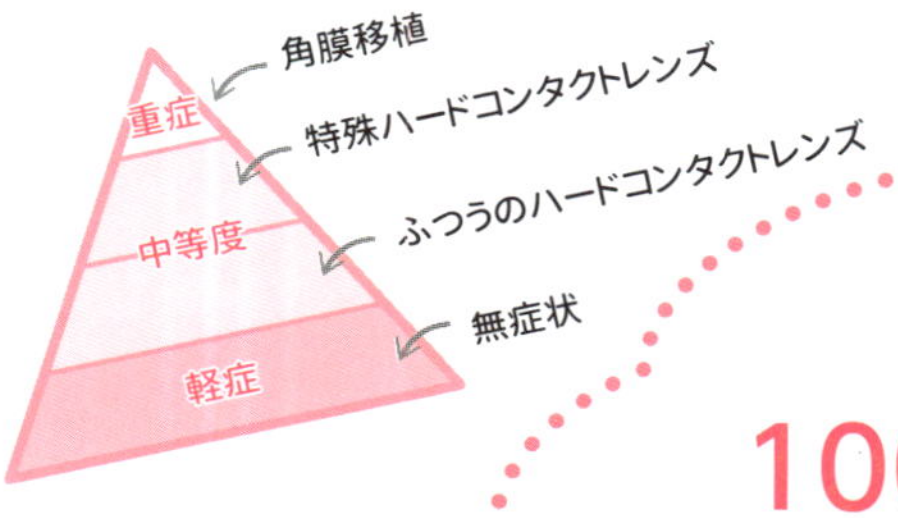

100～200人に1人は円錐角膜？

どんな病気でもそうですが、軽い人から重い人まで人数の分布はピラミッドのようになっていることが多いと思います。円錐角膜の場合も、とても重症で角膜移植が必要になる人もいますが、もっと軽くて自分で気づいていないけれど円錐角膜がある、という人は実はとてもたくさんいるのです。円錐角膜の患者さんがどのくらいの割合でいるのかという研究は以前からいろんな国で行われており、十数年前まではだいたい人口５００人から２０００人に１人くらいと推測されていました。しかし、最近の調査ではもっとたくさんの人が軽い円錐角膜にかかっている可能性があると考えられるようになってきています。これは検査機器の進歩によって、より軽い円錐角膜でも見つけやすくなったことに関連しています。日本では疑い例を含めると１００人に１人くらいの割合ではないかという調査報告が平成29年の専門学会で発表されました。

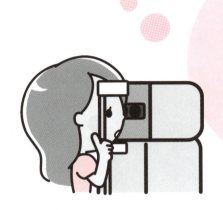

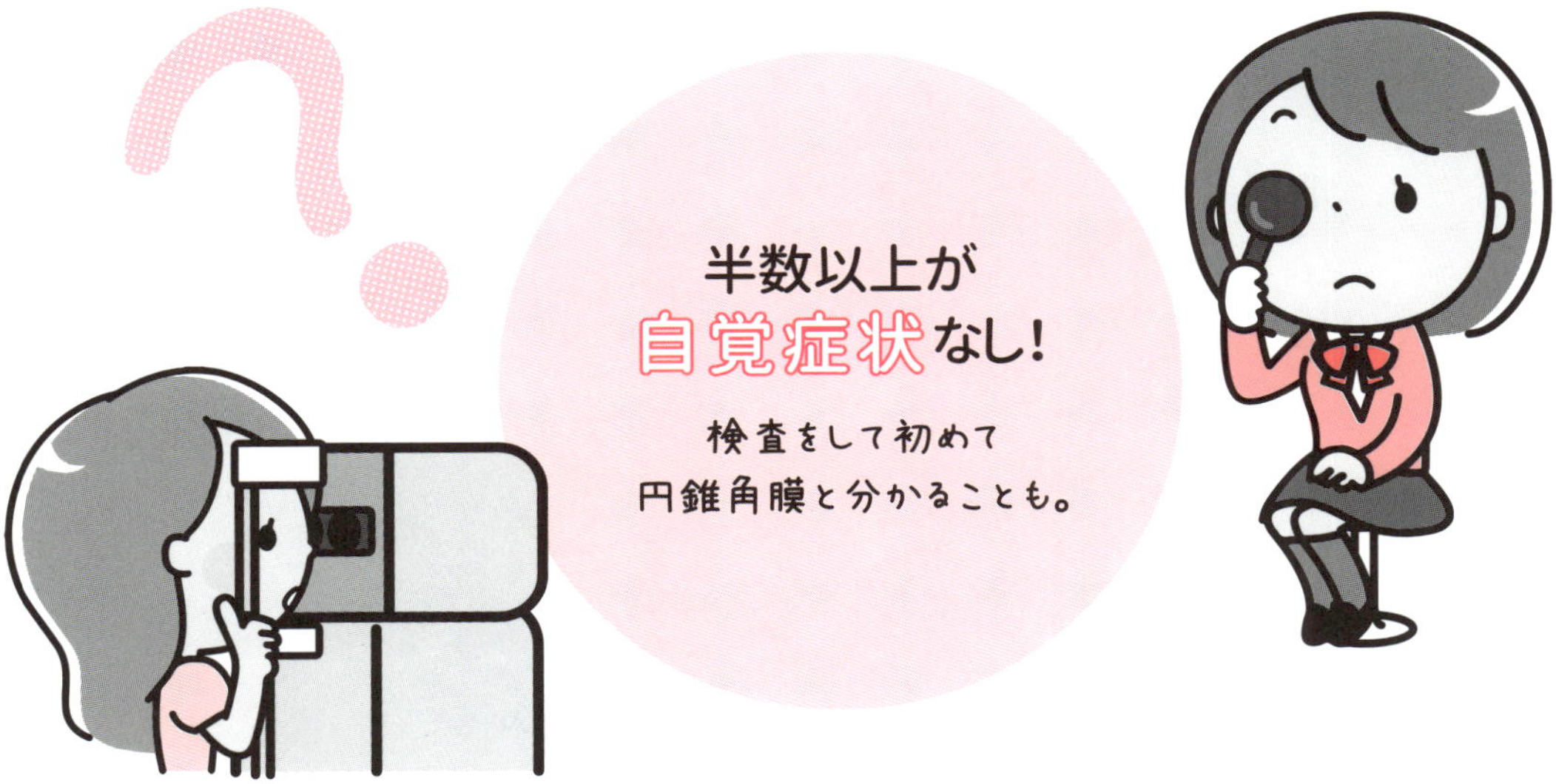

半数以上が
自覚症状なし！

円錐角膜と分かることも。

また、レーシックなどの近視矯正手術を専門にするクリニックを訪れる患者さんでは、3～5％もの割合で円錐角膜の人がいることは前からよく知られていました。これだと20～30人に一人ぐらいの割合で円錐角膜の人がいるということになります。レーシックを受けようかと考える人たちは、もともと近視があり、さらにメガネやコンタクトレンズに満足できずにレーシックを考えた可能性がありますから、普通の人よりも多く円錐角膜の人が含まれているのかもしれません。

重要なポイントは、これらの円錐角膜を指摘された人たちのうち半分以上は、自覚症状ではなく、検査をして初めて自分が円錐角膜であることを知ったということです。

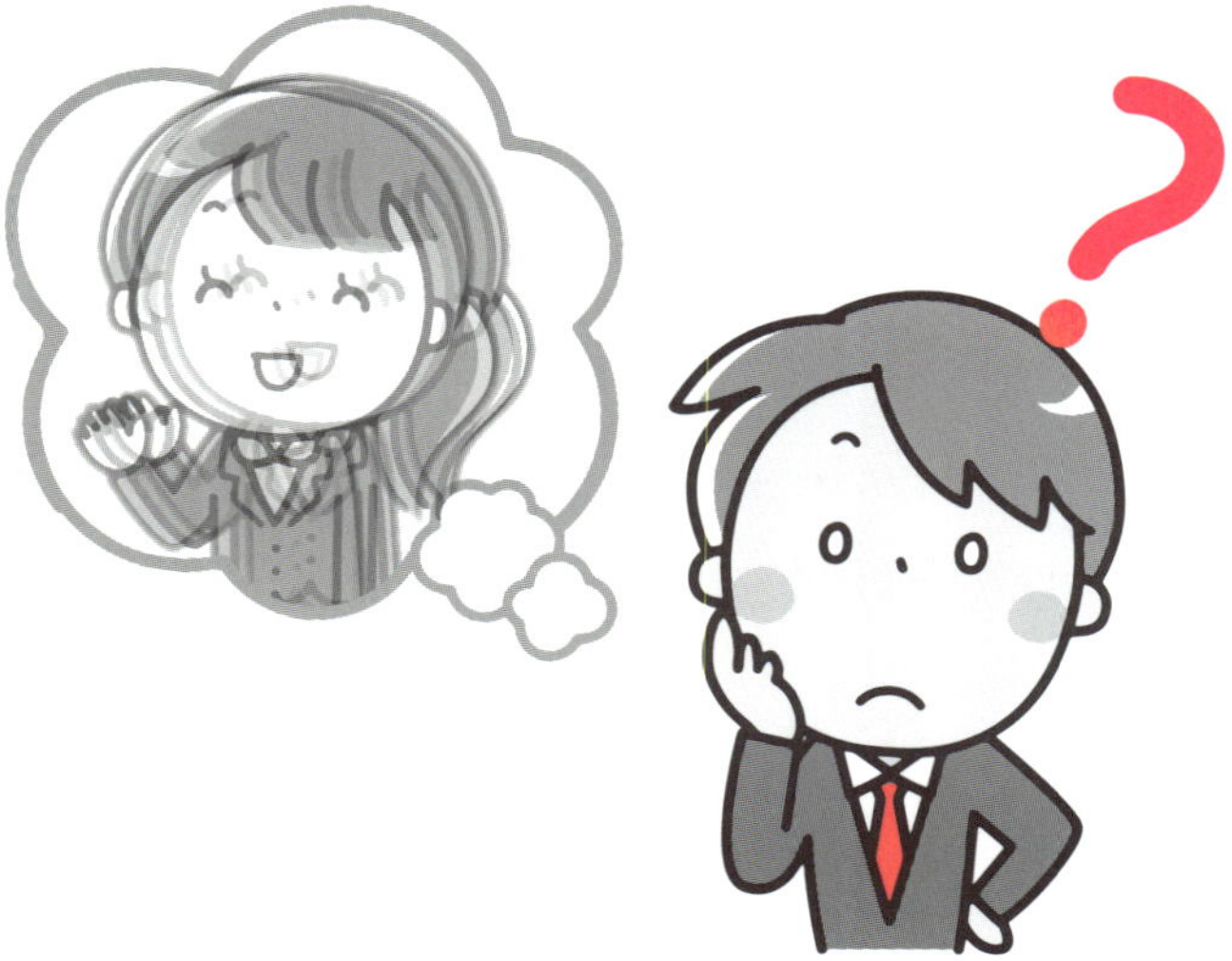

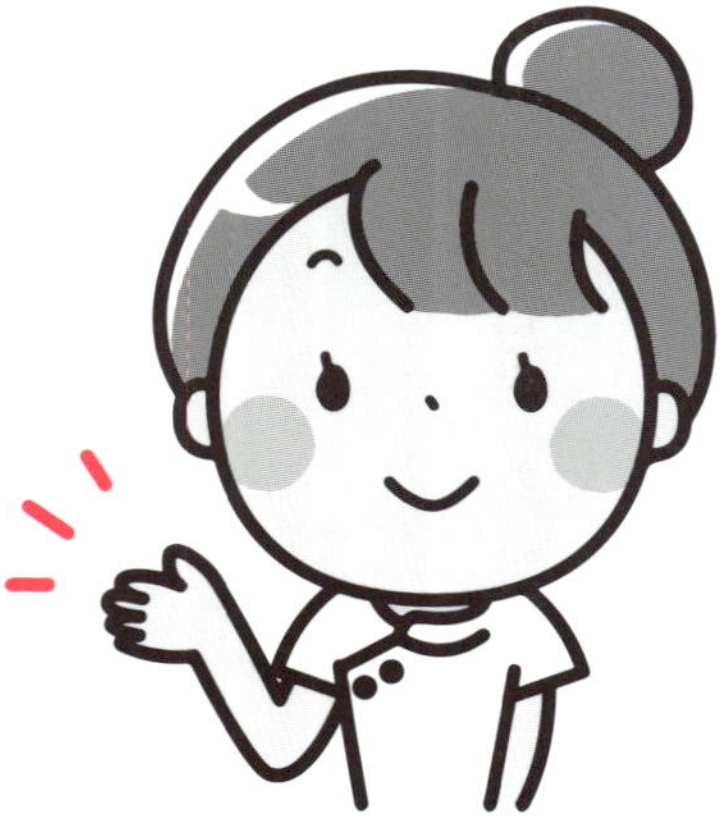

私自身もこれまでに赴任した複数の大学の医学部で学生実習を担当していた際に、円錐角膜のある学生を見つけたことがあります。実習で学生同士でお互いに視力検査や角膜の形の検査をしているときに、円錐角膜の疑いがある人がだいたい1～2学年で1人くらいの割合で見つかるのです。医学部は1学年100人前後ですので、やはり100～200人に1人には円錐角膜がありそうな気がしています。

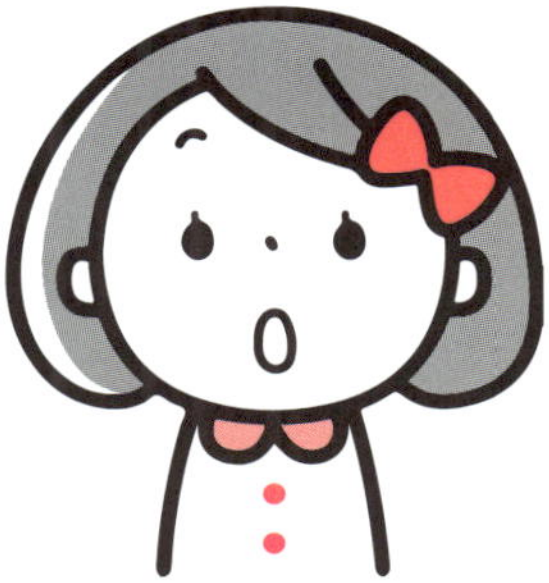

正常の眼

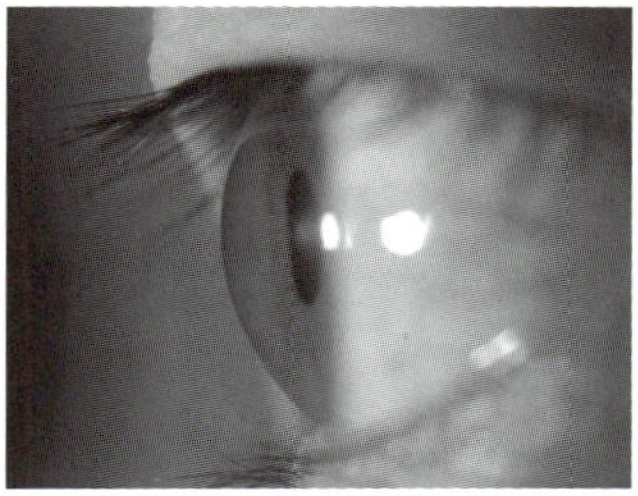

円錐角膜の眼

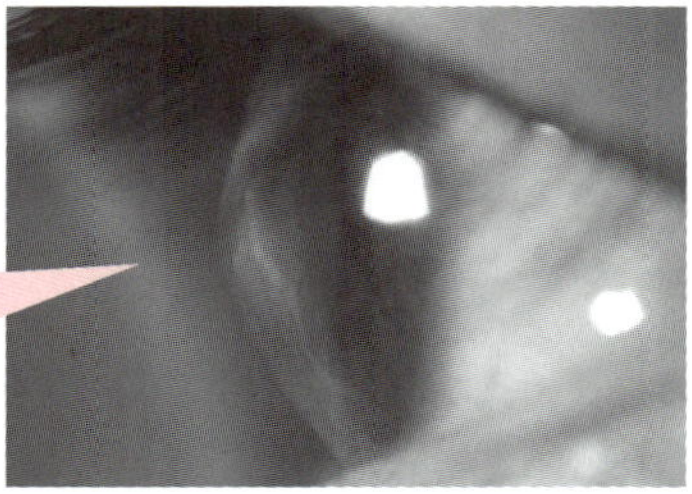

円錐角膜の眼は、角膜の中央から中央下部が尖って前方に突出しています。

円錐角膜の細隙灯顕微鏡写真

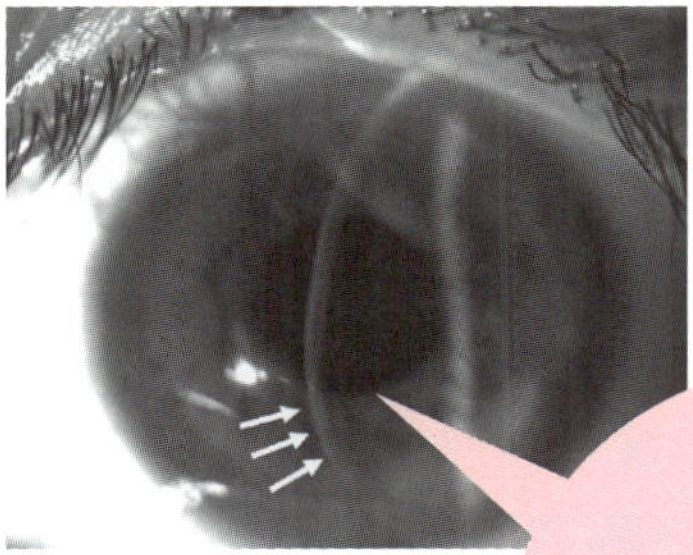

細いスリット光で角膜の断面が観察できます。

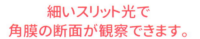

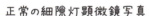

正常の細隙灯顕微鏡写真

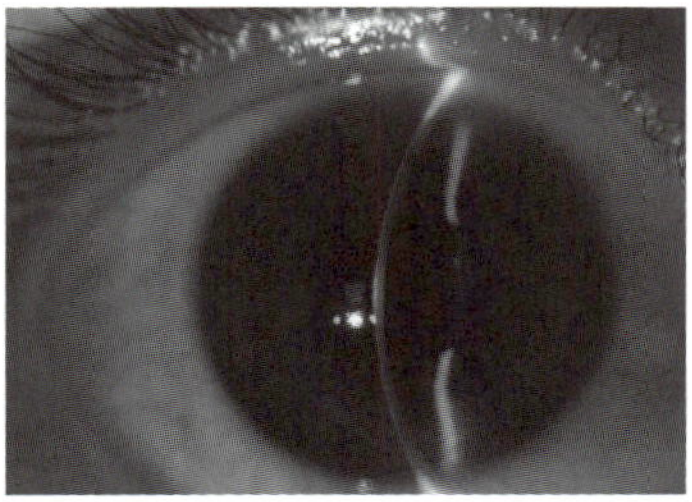

円錐角膜では、角膜の中央下部が薄くなり、前方へ突出しています。

2

円錐角膜はどこまで進行するの？

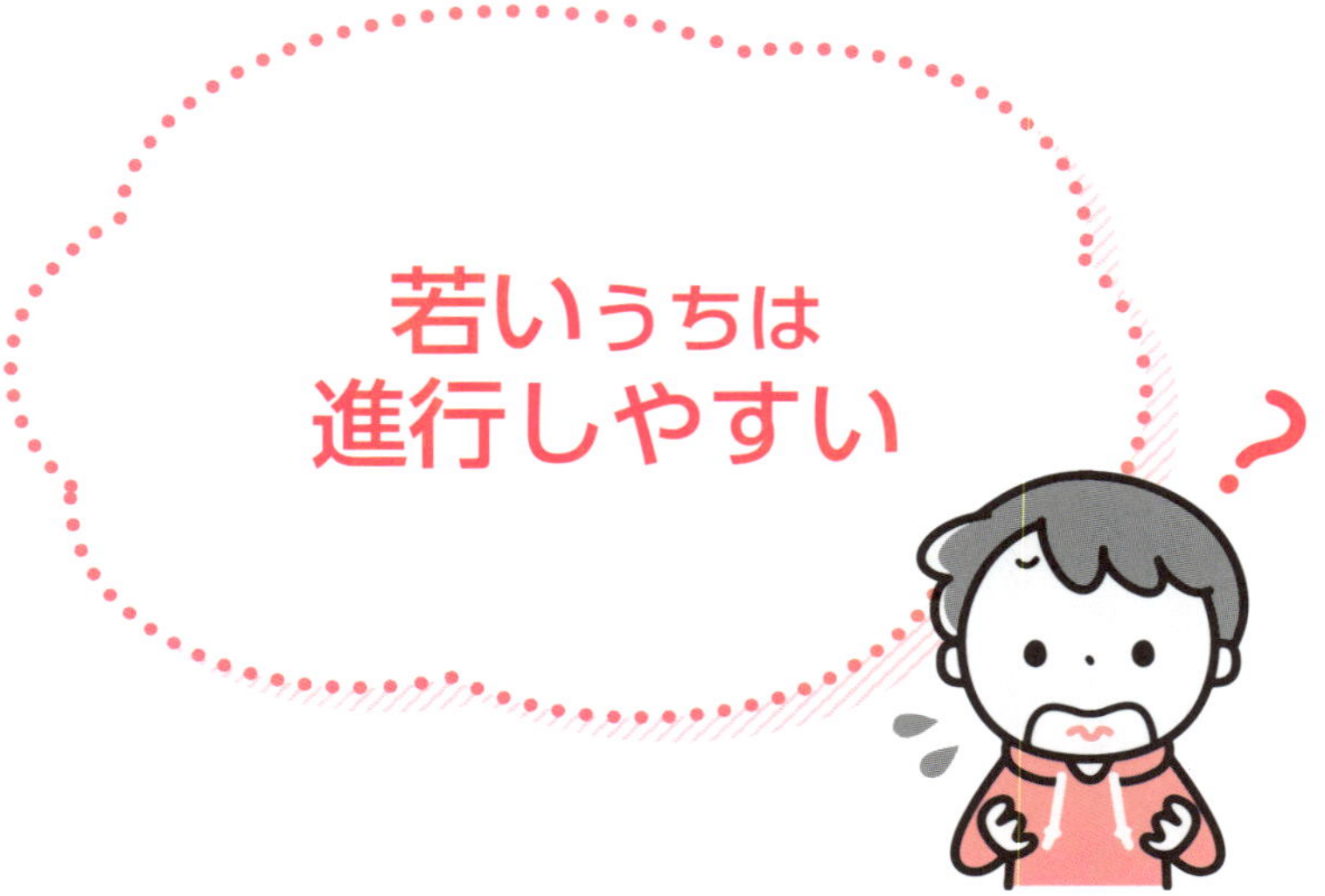

円錐角膜は思春期から青年期に発症して、その後は加齢とともに徐々に進行していきます。進行の速度は人によってまちまちですが、全体的な傾向として若い年代は進みやすく、30～40歳を過ぎると進行の速度がゆっくりしてきます。中年以降になると、ほとんど進行しない人が増えてきます。

また、円錐角膜がどこまで重症化するか予測することも難しいのですが、こちらも一般的な傾向としては、10代前半で発症した人は急激に進んで重症になりやすく、20代後半以降で初めて発症した人は進行の速度もゆっくりで比較的軽い状態で止まることが多いように思います。

ペルーシド辺縁角膜変性《へんえんかくまくへんせい》は中年以降も進行することが多い

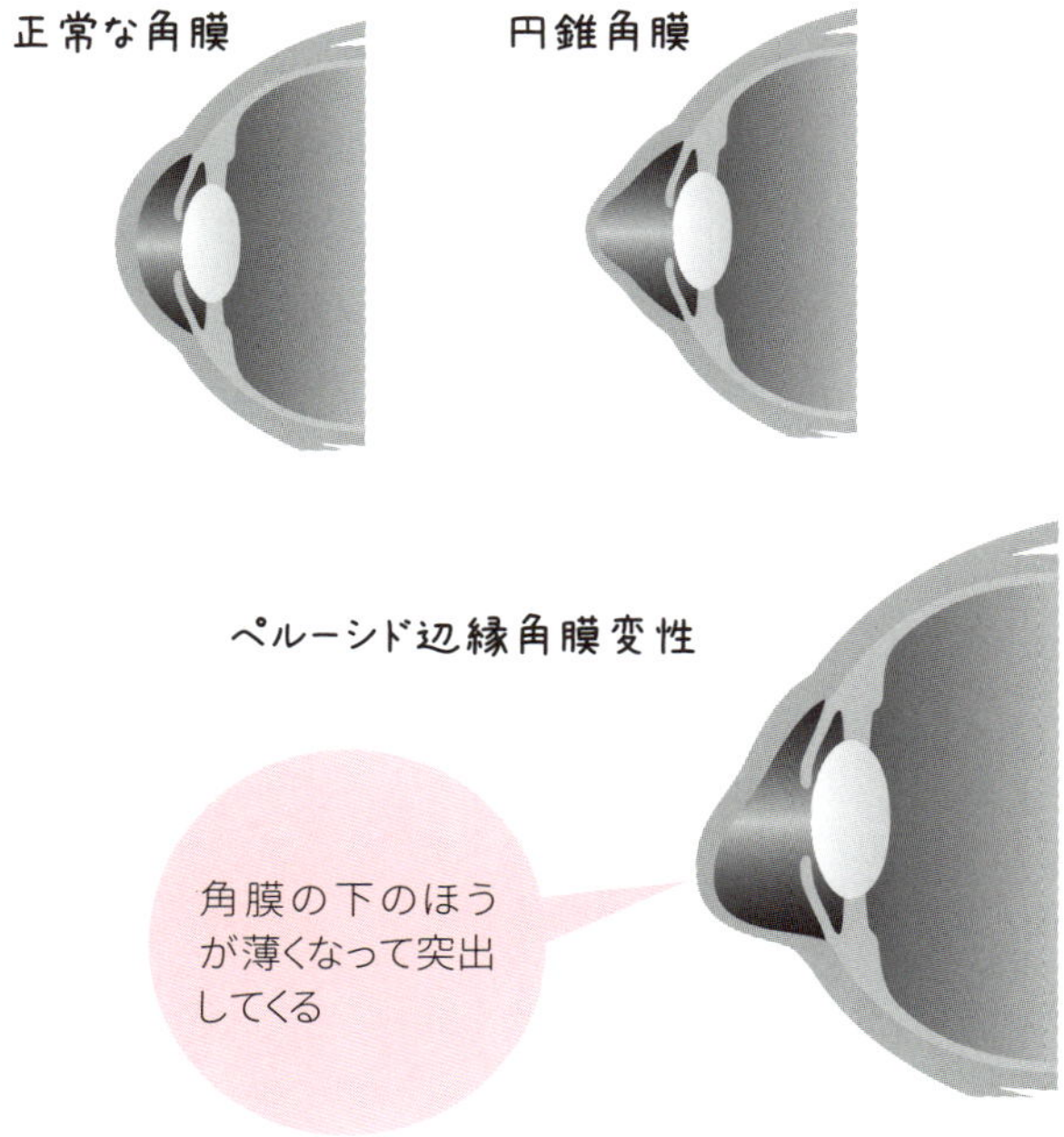

ただし、円錐角膜のなかでも「ペルーシド辺《へん》縁《えん》角膜変性《かくまくへんせい》」という角膜の下のほうが薄くなって突出してくるタイプのものがあります。このペルーシド辺縁角膜変性の場合に限っては、30代以降で初めて発見されて中年以降も進行の速度があまり落ちずに悪化していく人が多いように感じています。

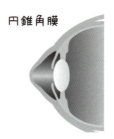

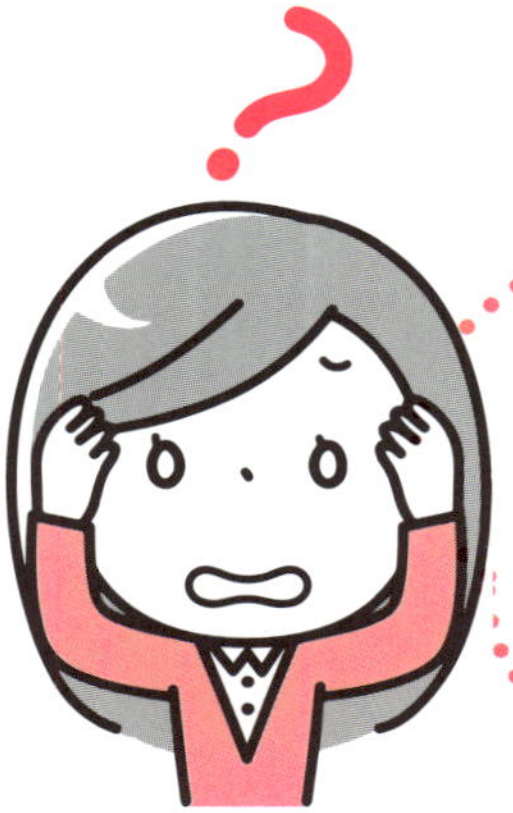

重症になると角膜急性水腫《すいしゅ》（デスメ膜破裂）に

円錐角膜がとても重症になると「角膜急性水《すい》腫《しゅ》」という状態になることがあります。角膜急性水腫はある日突然に角膜の内側のデスメ膜という膜に亀裂が入り、そこから角膜のなかに、眼のなかにある水（前房水）がたくさん一気に染み込んで角膜がむくんで白く膨れ上がってしまう状態です。デスメ膜に亀裂が入る理由はわかっていませんが、重度の円錐角膜が急速に進行したときに起きることが知られています。

急性水腫になると、ある瞬間を境に突然眼に痛みが起き、黒目の部分（角膜）が真っ白になって視力が落ちます。視力表の一番大きな指標もよく見えないくらいまで、あるいは目の前で他の人が手を振っているのがなんとかわかるかわからないぐらいまで視力が落ちてしまう人もいます。また、白目も充血して、他の人から見ても明らかに何か起きているとわかる状態になります。

角膜急性水腫

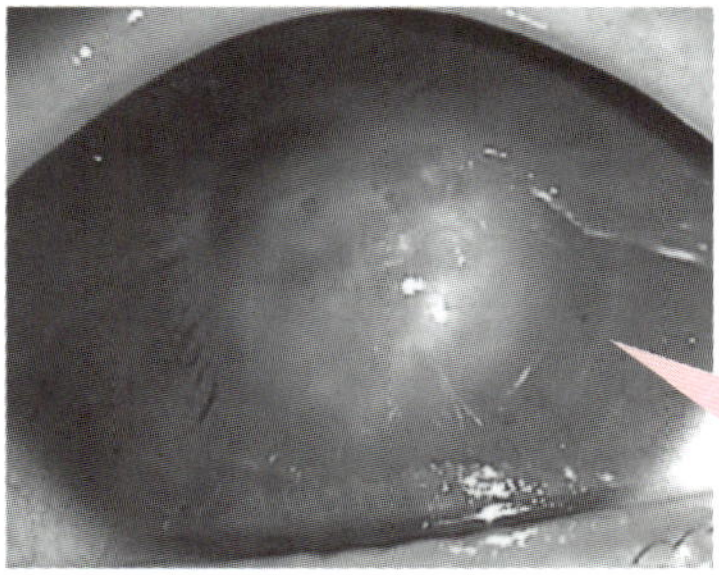

角膜裏面のデスメ膜という膜が破れることにより、角膜の中に水が染み込んで角膜中心部が白く腫れてしまっています。そのために、透明な角膜が濁り、視力が低下してしまいます。

急性水腫のほとんどは2〜3ヵ月ほどで自然に治ります

しかし、急性水腫のほとんどはそのまま様子をみていると自然に治っていきます。治った後はまたコンタクトレンズもできますし普通の状態に戻りますから、急性水腫になったからといってあわてる必要はありません。ただし、普通の状態に戻るまで2〜3ヵ月かかることが多いので、ほとんどの人がとても驚いて不安を抱えて病院にいらっしゃいます。また、たとえば大切な進学や就職の面接のとき、記念写真を撮りたい時期に発症してしまうと困りますよね。ときにはうまく治らずに角膜移植が必要な状態まで進んでしまうこともあります。

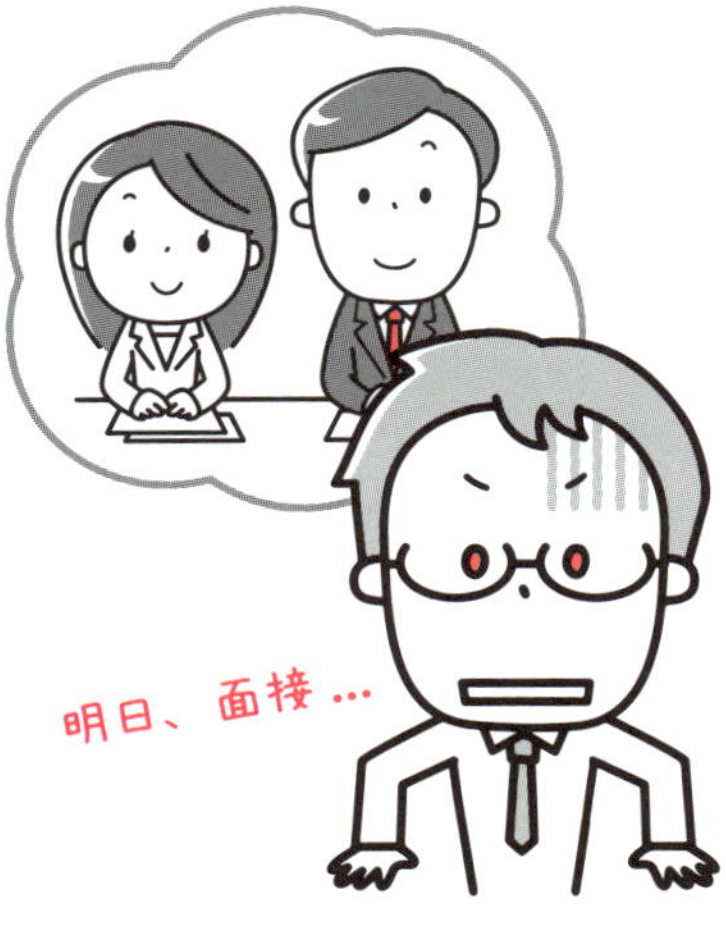

うまく治らずに角膜移植が必要な状態まで進んでしまうことも

3

何が原因で円錐角膜になるの？

遺伝？
それとも眼をこするから？

この病気になるとどうして角膜が尖ってくるのでしょうか？　その原因はまだはっきりわかっていませんが、アトピー性皮膚炎がある人、ダウン症候群のある人には円錐角膜は多いと言われています。ご両親や兄弟が円錐角膜という方もときどき見かけます。睡眠時無呼吸症候群のある人にも多いと言われています。また、目をこすることで円錐角膜が進みやすくなるというデータもあります。

最近の研究からは、少し前まではわからなかったさまざまなことがわかってきています。円錐角膜の人では眼の細胞のアポトーシス（細胞死）を司る遺伝子や酸化ストレスを除去する

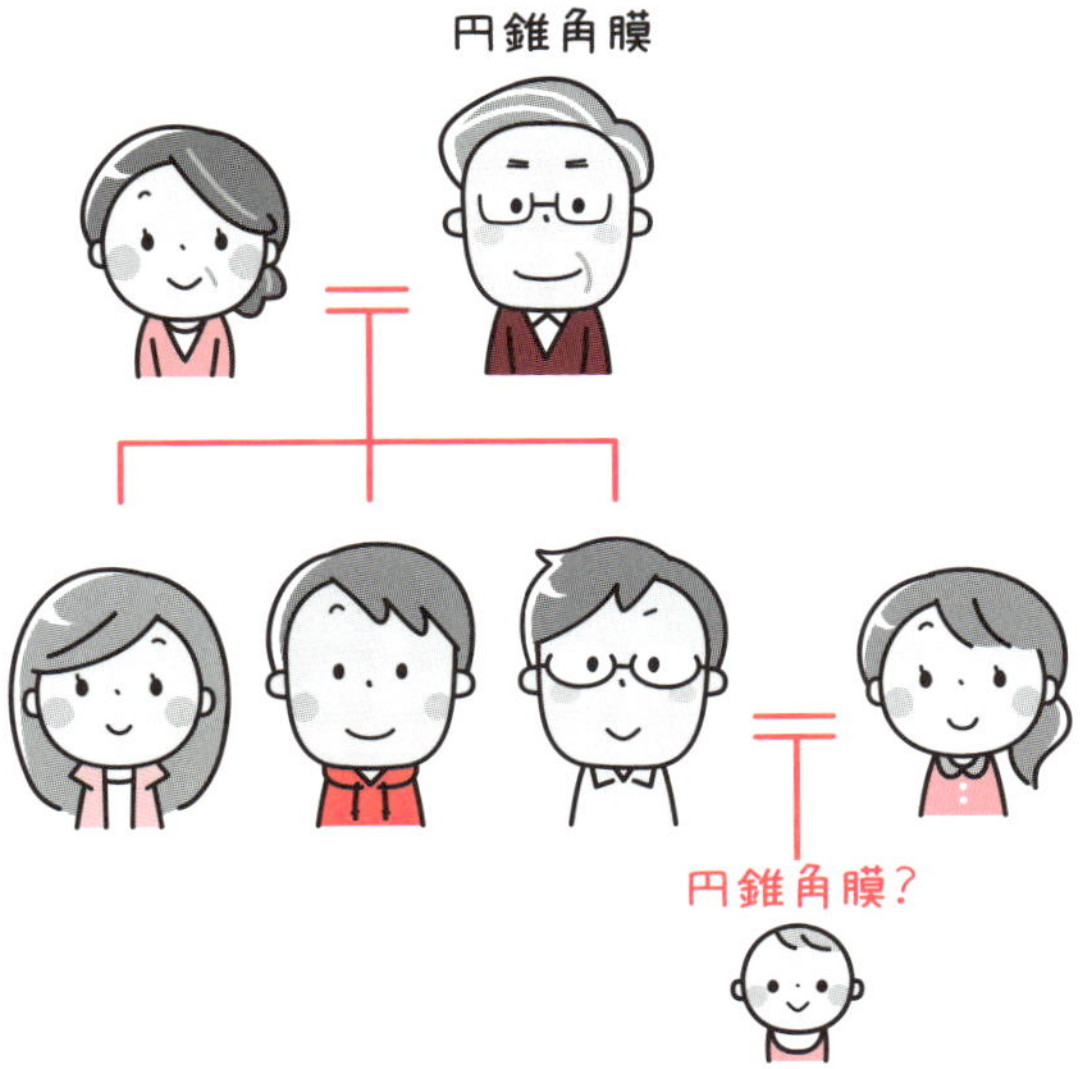

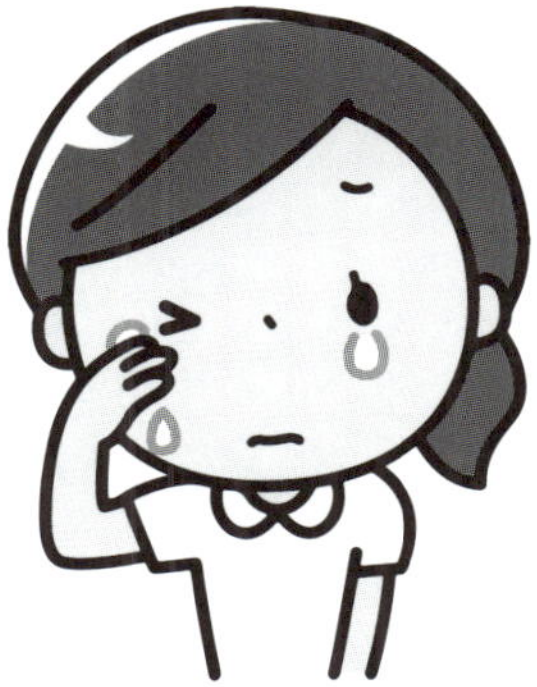

遺伝子に異常がある可能性があること、角膜のコラーゲン線維の新陳代謝を司る遺伝子に異常がある可能性があること、また角膜の細胞が炎症や低酸素ストレスに対して抵抗性が弱く、普通の人の細胞ならば反応しないような低い刺激でタンパク融解酵素を産生してしまう可能性があること、などのさまざまな知見が得られ始めました。これらの研究結果により、以前は炎症とは関係のない病気であると思われていた円錐角膜が、実は炎症となんらかの関わりがある可能性が考えられるようになりました。

　つまり、ABO式血液型のようなわかりやすい遺伝形式ではないものの、なんらかの遺伝的な素因をもった人が周囲の環境の影響を受けた反応として角膜がより柔らかく弱くなるような変化が起き、変形してしまうのではないかという可能性が考えられるようになってきました。

4 円錐角膜はどうやって診断するの?

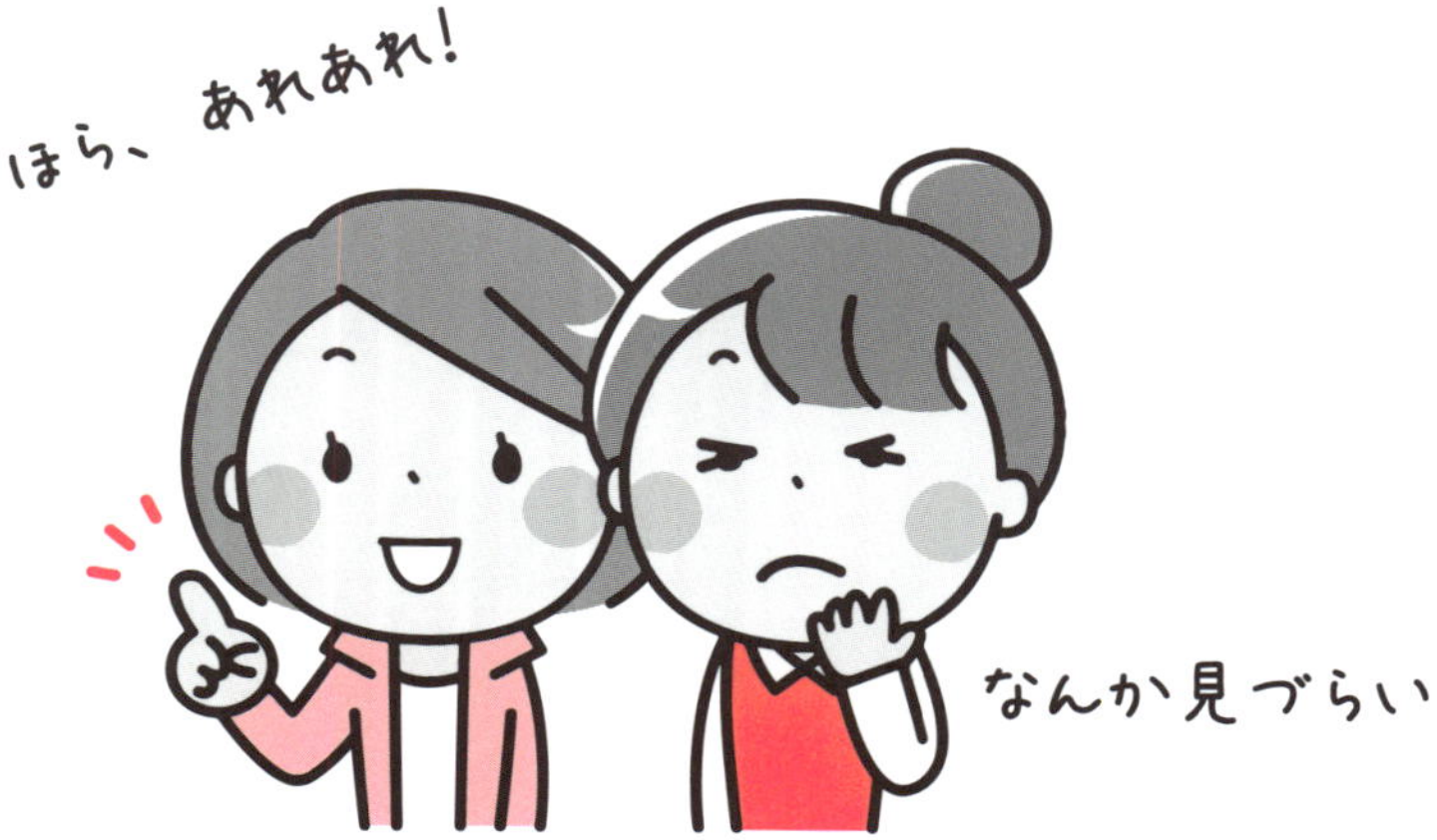

では、どのような人が円錐角膜の可能性があるのでしょうか。ここまでに述べてきたように、思春期から青年期にかけて近視と乱視が進んできた人がまず疑わしいといえます。特に、乱視の度数が急に強くなってきた人や、視力を測るとそれほど低くなくてもなんとなく見え方が悪く、特に視力検査用のレンズをいくら入れても指標のダブりが取れない人、外の景色や街灯の光が何重にも重なって見えたり斜めに流れて見えるような症状が出てきた人などは要注意です。そういう人は、眼科に行って一度検査を受けてみたほうが良いと思います。

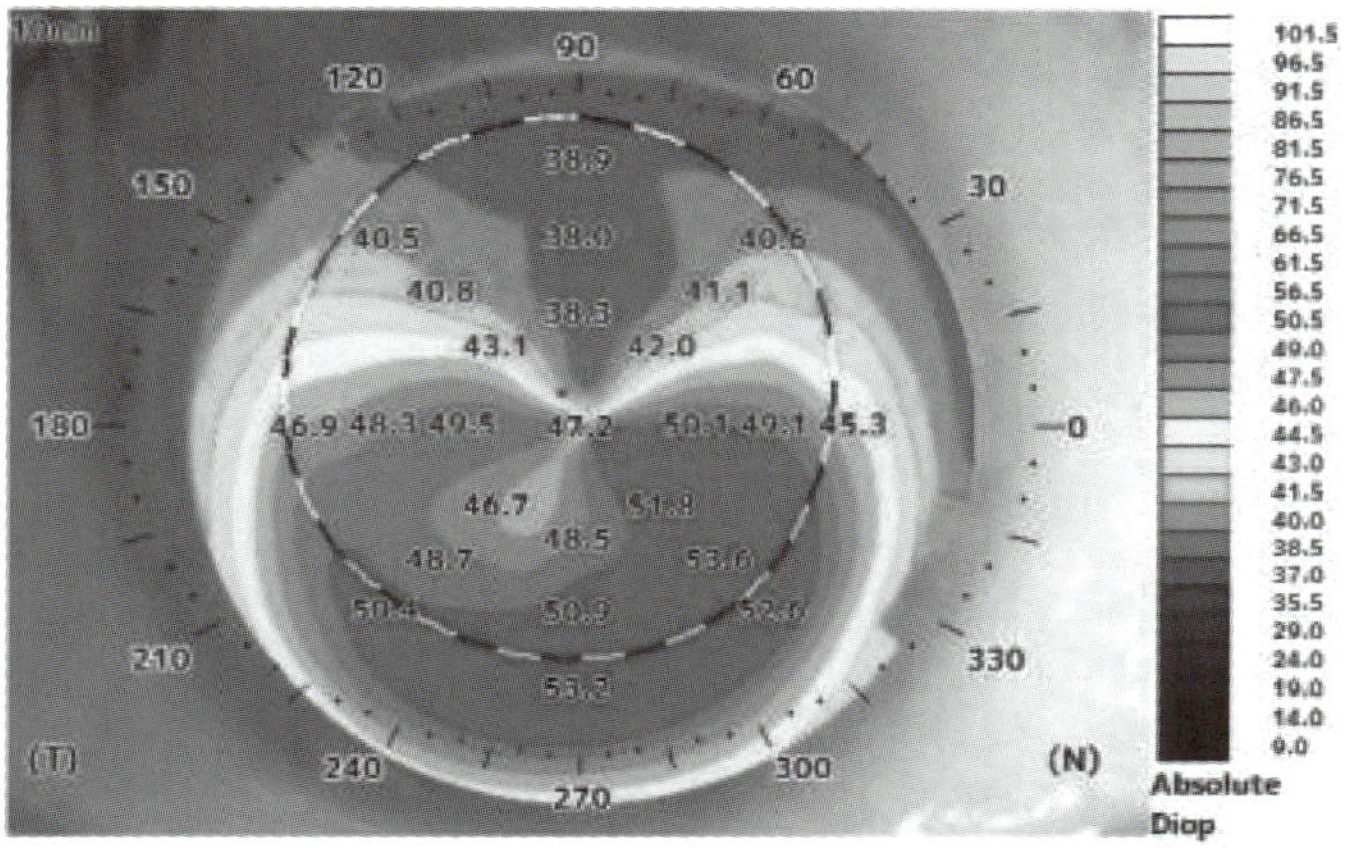

図　ペルーシド辺縁角膜変性症の角膜形状解析検査

角膜形状解析検査では、角膜の形状を測定・解析し、カラーマップ表示します。検査図はこの本では白黒ですが、実際には色が暖色系になり、数値が大きくなるほど角膜が前方に突出していることを表します。

眼科で視力検査をすると、10代の健康な人であれば、たとえ裸眼視力が悪くても矯正用のレンズを使って視力を測れば１・２〜１・５の視力が出るのが普通です。ほかに何も病気がないのに、いくら強いレンズを使っても視力が出ないときは円錐角膜の可能性も考えたほうが良いと思います。

眼科を受診するとまず視力検査をしますので、その段階である程度のことはわかります。しかし、本当に円錐角膜になっているかどうかを知るには、医師による診察や角膜形状解析検査という検査をしてみる必要があります。どれも特に痛い検査ではありませんので、疑わしいと思ったら早めに検査を受けるようにしてください。

5

円錐角膜の視力矯正法
昔ながらの方法

まずはメガネ

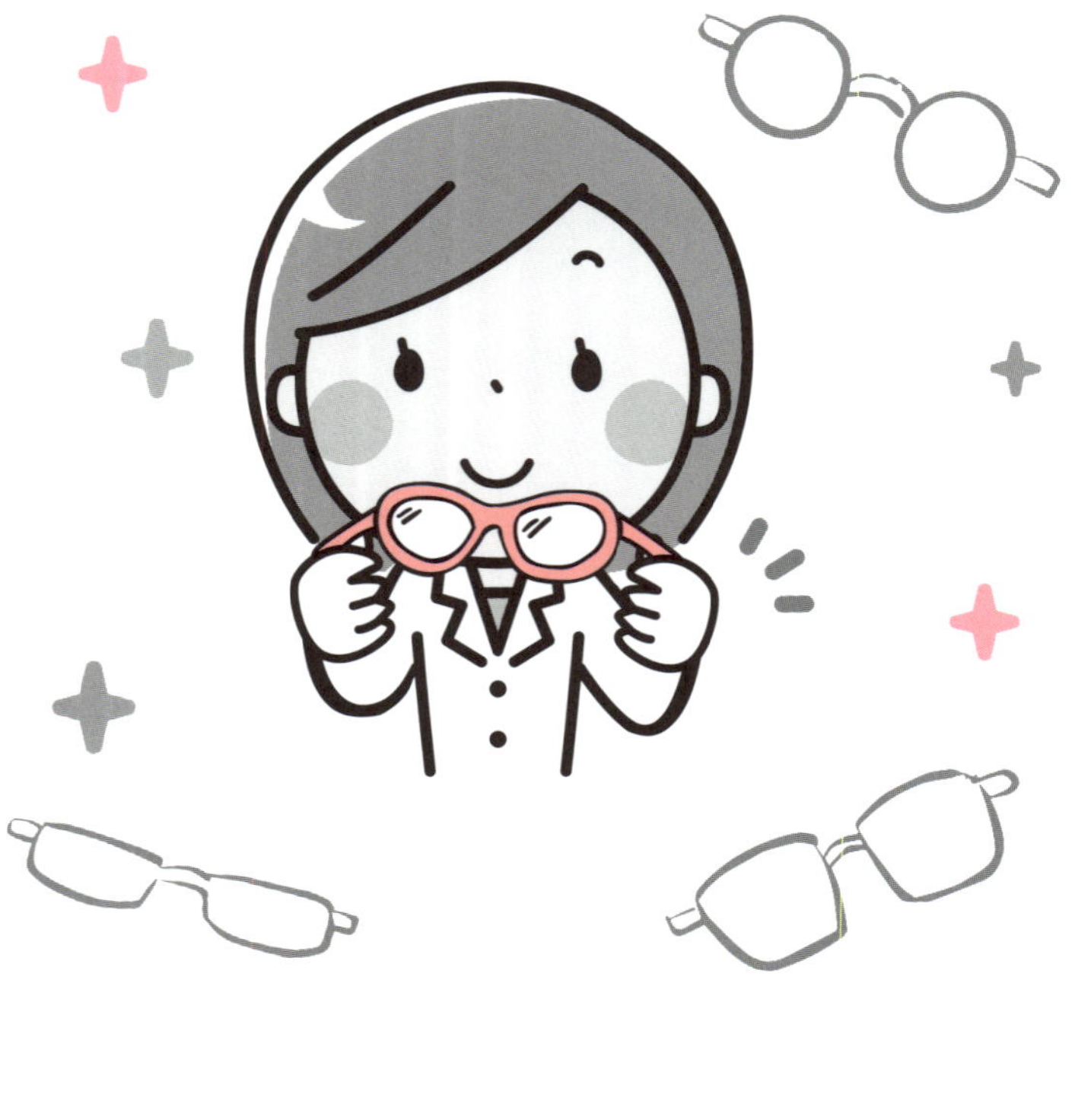

しかしメガネでは
矯正できないことも

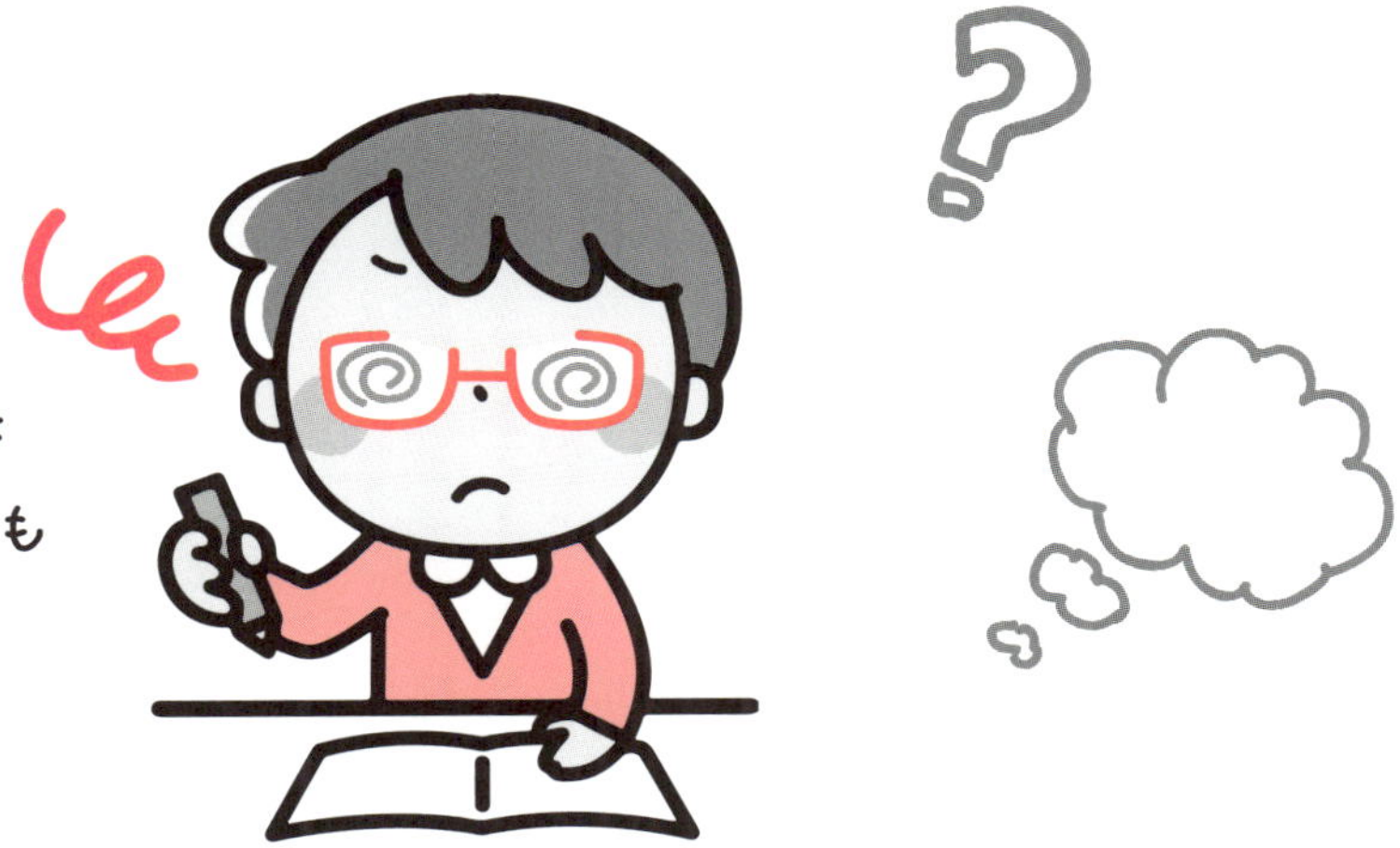

円錐角膜も軽症のうちはメガネをかければ視力を矯正することができます。しかし、やがて中等度以上に進行してくるとメガネでは視力が出にくくなります。その理由は、角膜が尖るといっても上下左右に対称に尖ってくるのではなくて、中央部から少しずれたところが尖ってくるからです。そのために普通の近視や乱視のレンズでは矯正できない不正乱視が出てきてしまいます。また、あまりに近視や乱視の度が強くなるとメガネのレンズがとても分厚くなってしまい、実際問題そのようなレンズは頭がクラクラしてしまってかけられないということになります。そのような状態になった場合にはハードコンタクトレンズでの矯正が必要です。

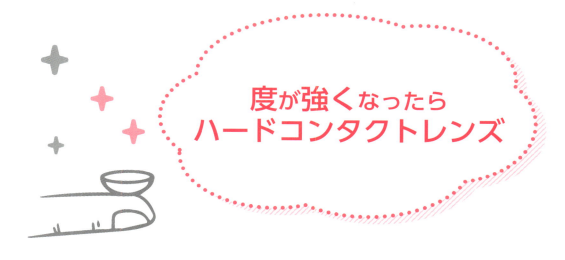

度が強くなったら ハードコンタクトレンズ

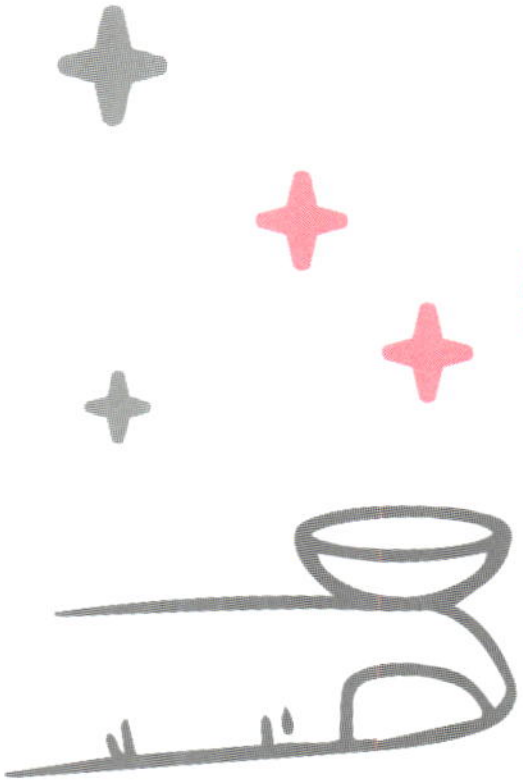

ハードコンタクトレンズは角膜に硬くツルツルしたレンズを乗せてしまいますから、非対称や凸凹を全部なかったことにしてくれます。実際にハードコンタクトレンズは見え方の面では円錐角膜のどの治療よりも優れていて、うまくフィットした場合にはとても良い視力が得られます。円錐角膜が進行してくると普通の近視や乱視用のコンタクトレンズは角膜のカーブ（曲率半径）が合わなくなりフィットしにくくなってくるので、円錐角膜用の特殊レンズを用いる必要が出てきます。

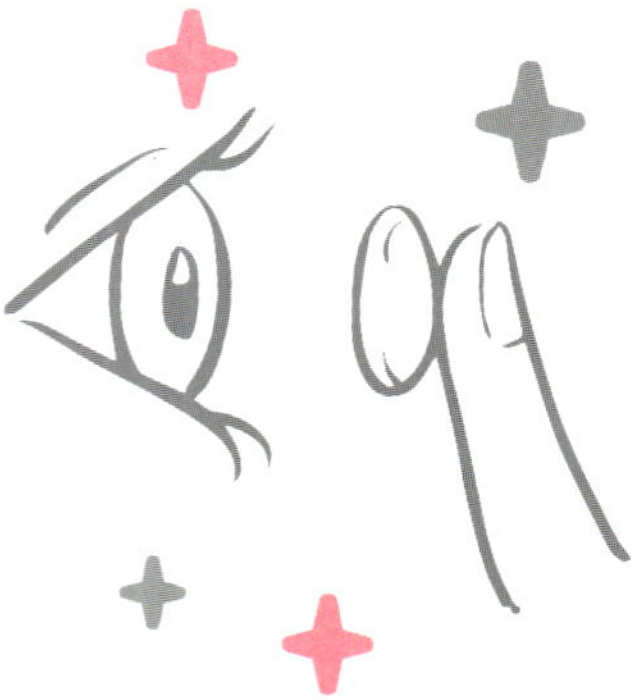

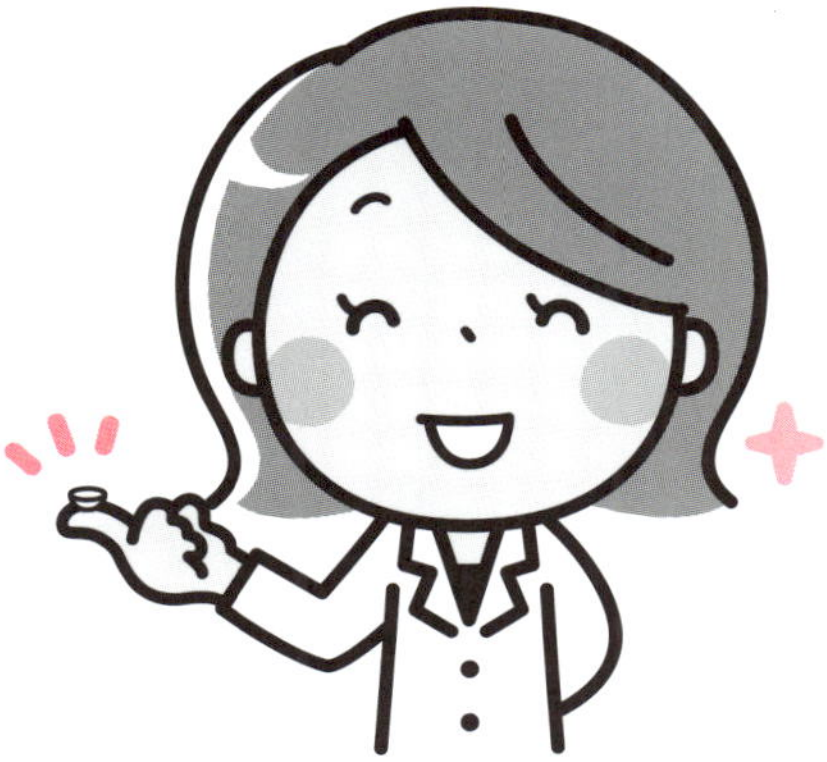

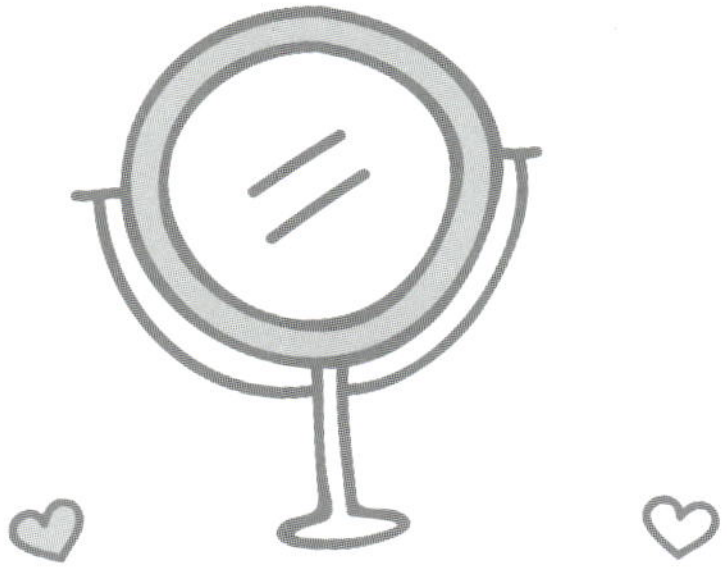

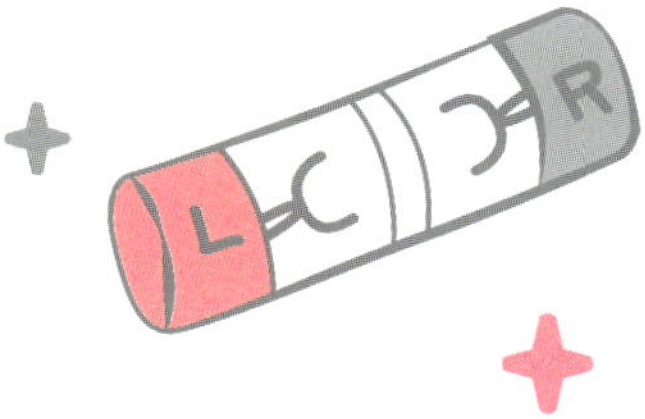

日本のコンタクトレンズメーカーは円錐角膜用のハードコンタクトレンズの開発に力を入れているところが多く、日々改良が重ねられていて、とても使いやすく進化しています。たとえば10~20年前に試してみたことはあるけど痛くて使い物にならなかったという人のなかにも、もう一度久しぶりに試してみたら「これなら使える!」とおっしゃる方もいます。何種類かのレンズを試せばそのなかに自分にあったレンズが見つかることがありますので、一度で諦めずに何度か試してみる価値はあると思います。

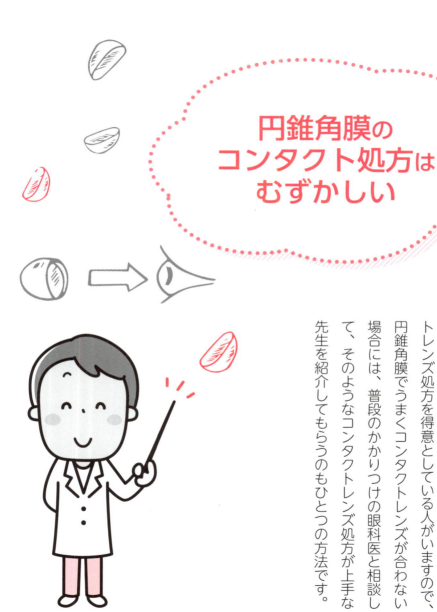

円錐角膜のコンタクト処方はむずかしい

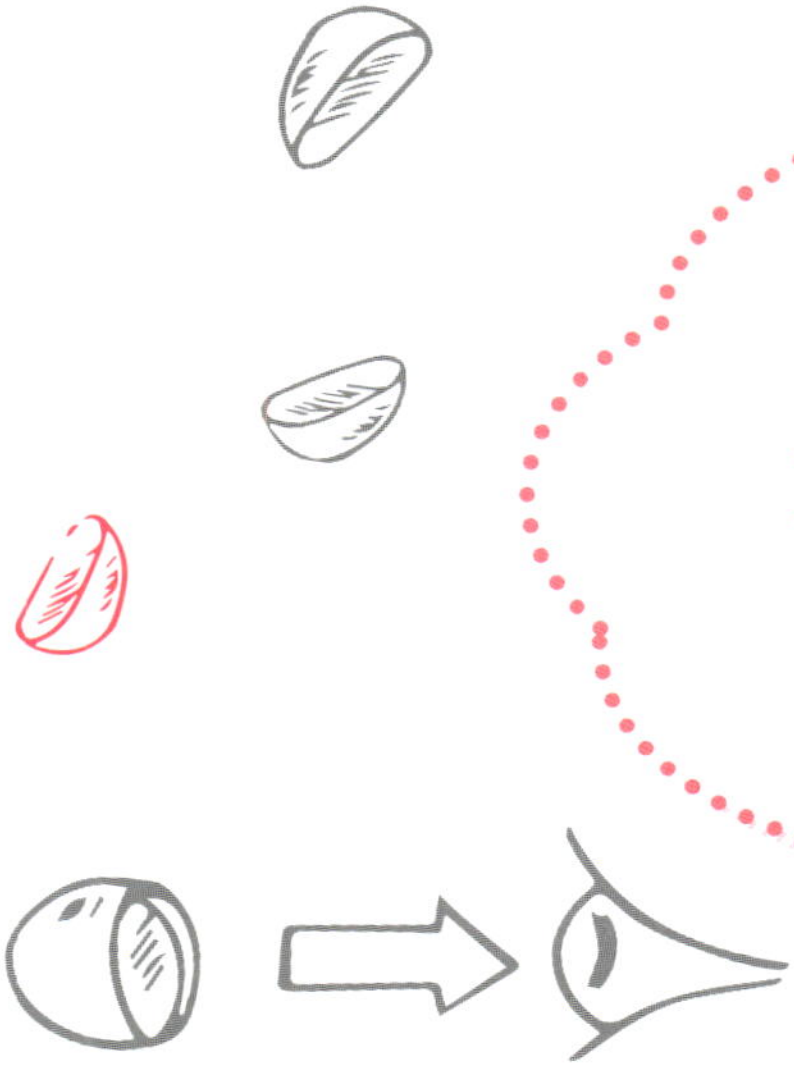

円錐角膜の眼にコンタクトレンズを合わせるのには、とても熟練した技術が必要です。眼科医のなかでも、特にそのような難しいコンタクトレンズ処方を得意としている人がいますので、円錐角膜でうまくコンタクトレンズが合わない場合には、普段のかかりつけの眼科医と相談して、そのようなコンタクトレンズ処方が上手な先生を紹介してもらうのもひとつの方法です。

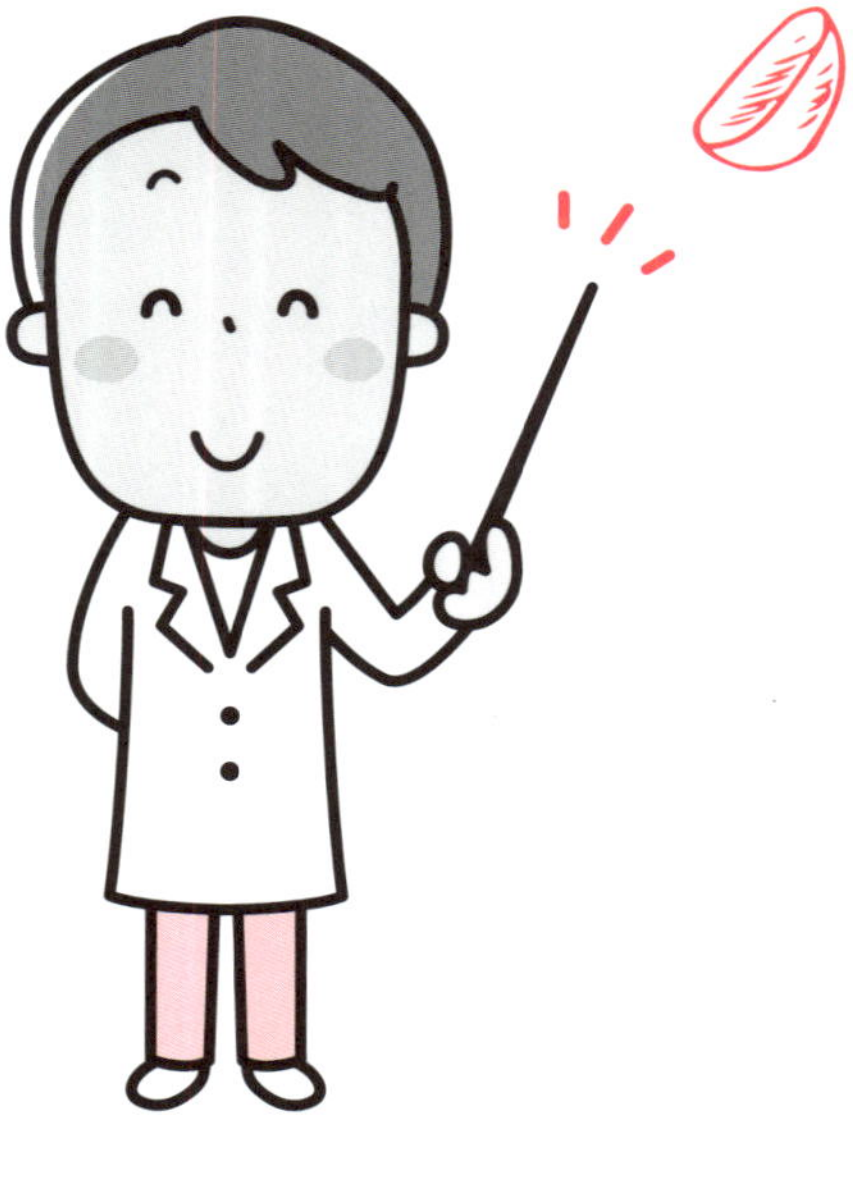

Column
コラム

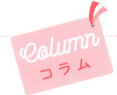

眼に関する疑問 4

メガネをかけると近視が進行する?

以前はそのようにも考えられていました。しかし、近年ではきちんと網膜にピントを合わせてやることが重要だと考えられるようになり、むしろ小さい頃からメガネをちゃんとかけていた方が近視が進行しにくいとする学説も出てきました。

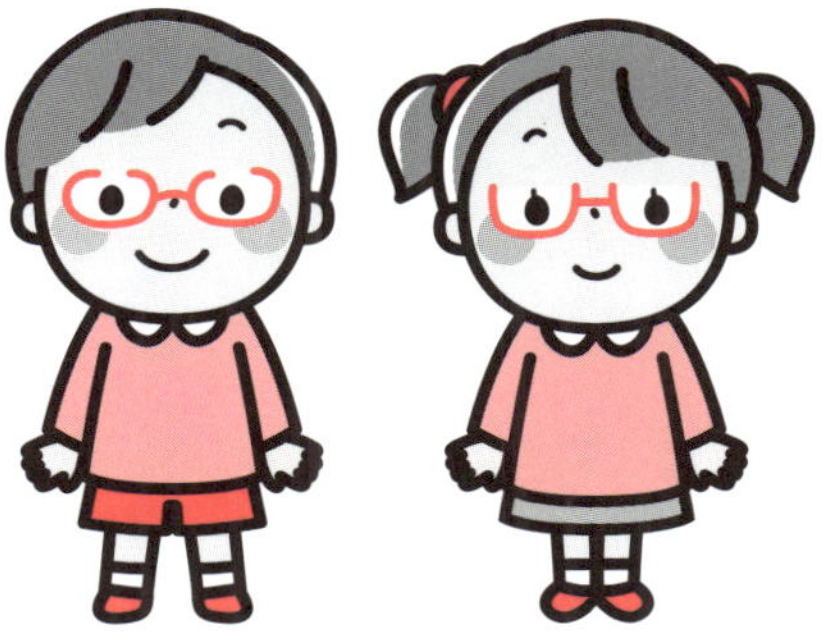

小さいうちからコンタクトをして大丈夫?

小さい子供さんでも、例えば病気や怪我をして水晶体をとってしまった場合には小さいうちからコンタクトレンズをしなくてはならないことがあります。これらの子供さんが、コンタクトレンズをしたからといって重大な問題がでると言ったことはほとんどありません。小さい頃からでもコンタクトレンズはできます。ただし、あまりに小さすぎて自分で出し入れやレンズの管理が覚束ない年齢ではちょっと心配ですね。保護者の方がしっかり管理ができるのであれば、ダメということはないと思います。

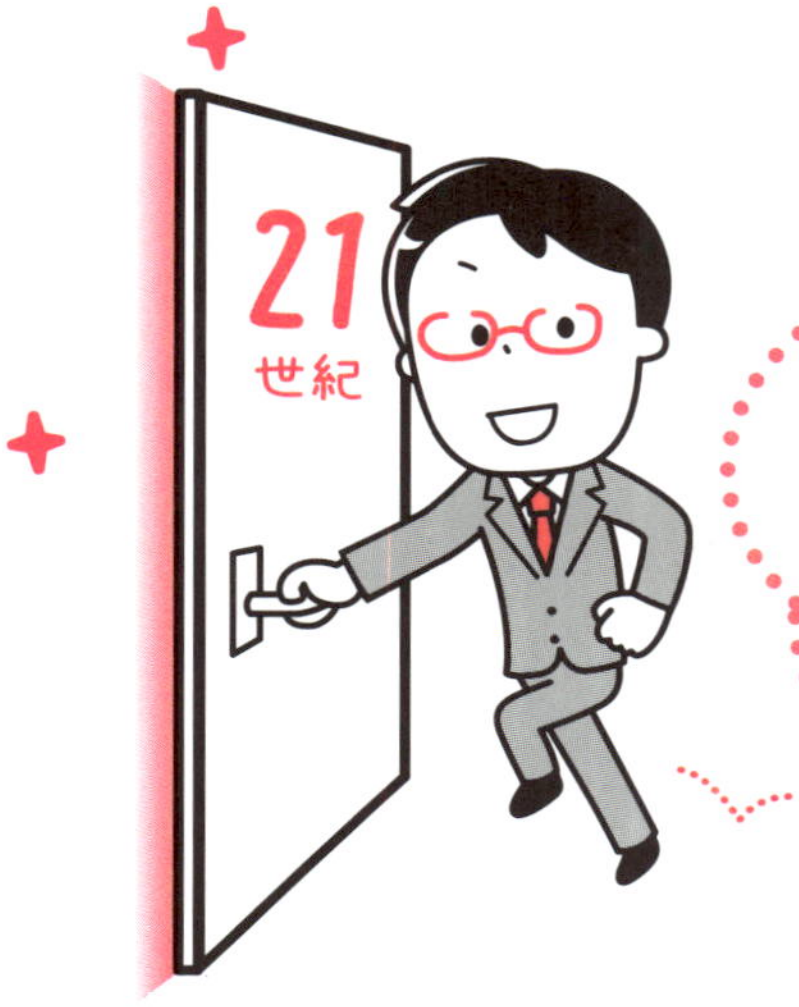

角膜移植が必要になることも

しかし、円錐角膜がさらに進行してとても重症になると、どんなに上手な先生に合わせてもらってもコンタクトレンズをうまくのせることができなくなってきます。たとえ装用できても異物感が強くて長時間つけられない、すぐに落ちてしまって日常生活では使えない、という状態になってくることがあります。そうなると角膜移植が必要になることもあります。ちなみに、日本で角膜移植を受ける方の10％は円錐角膜が原因であると言われています。

以上が20世紀までの円錐角膜の治療法でした。しかし、21世紀になる頃から、様々な新しい治療法が登場して円錐角膜の治療は大きく変化してきました。次の章からは今世紀に入って広まってきた円錐角膜の新しい治療についてご説明しましょう。

Column
コラム

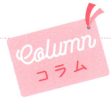

眼に関する疑問 5

レーシックって、危なくないの？

レーシックはレーザーで角膜を削ってコンタクトレンズを装用しているような形に整形することで近視や遠視、乱視を矯正する方法です。レーシックは基準を守って安全管理をした上で行うのであれば、特に危険はない手術です。しかし、世の中にはレーシックをしてはならない病気を持つ人がいますので、術前の検査がしっかりしていて、してはならない人には決して手術をしないという方針のあるクリニックで行うのが良いでしょう。

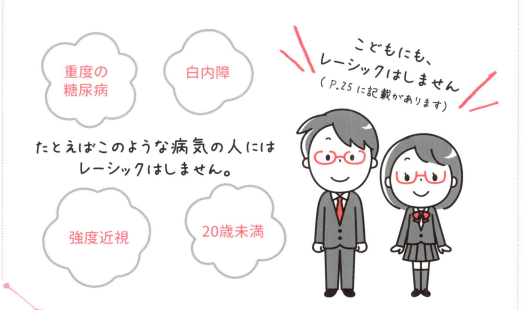

重度の糖尿病

白内障

たとえばこのような病気の人には
レーシックはしません。

強度近視

20歳未満

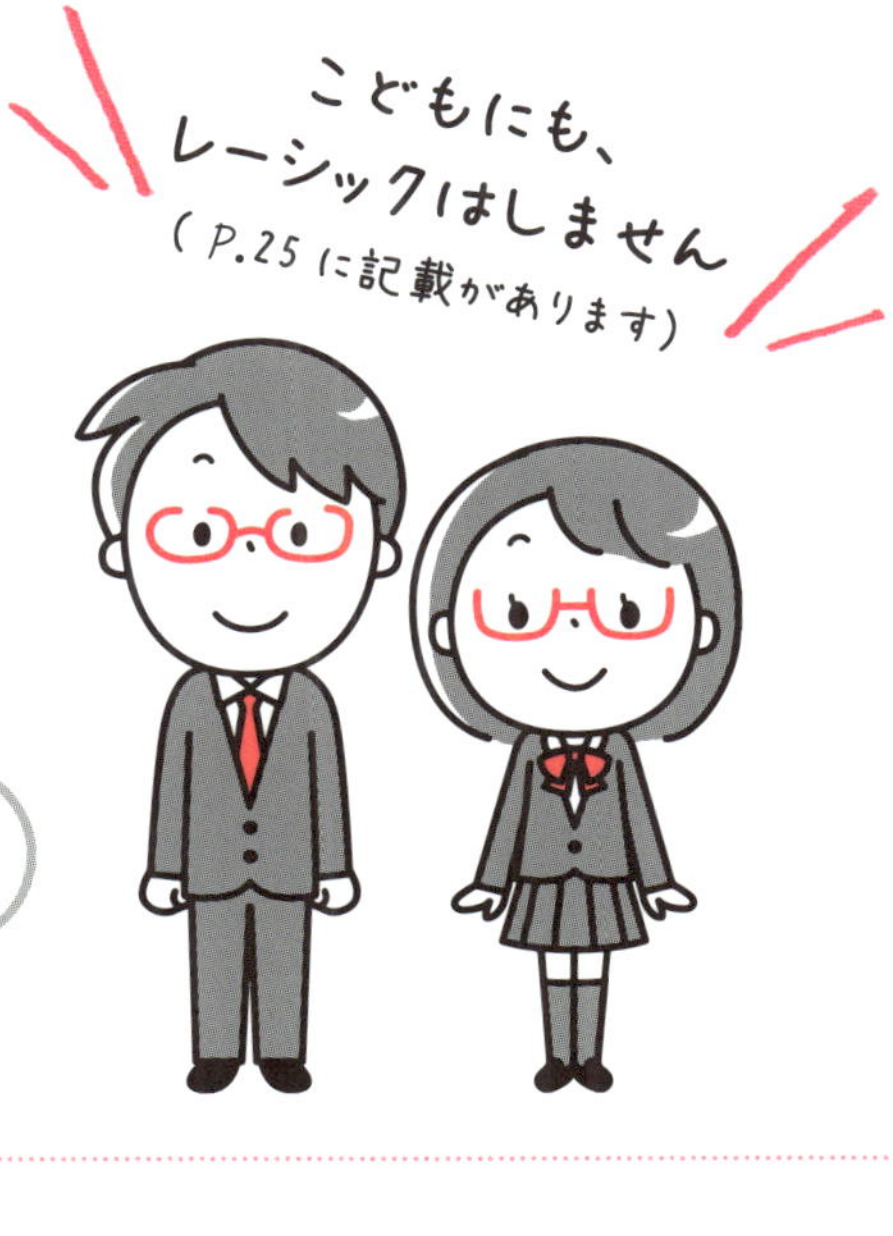
こどもにも、
レーシックはしません
（P.25に記載があります）

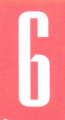

6 角膜クロスリンキングで円錐角膜の進行を止める！

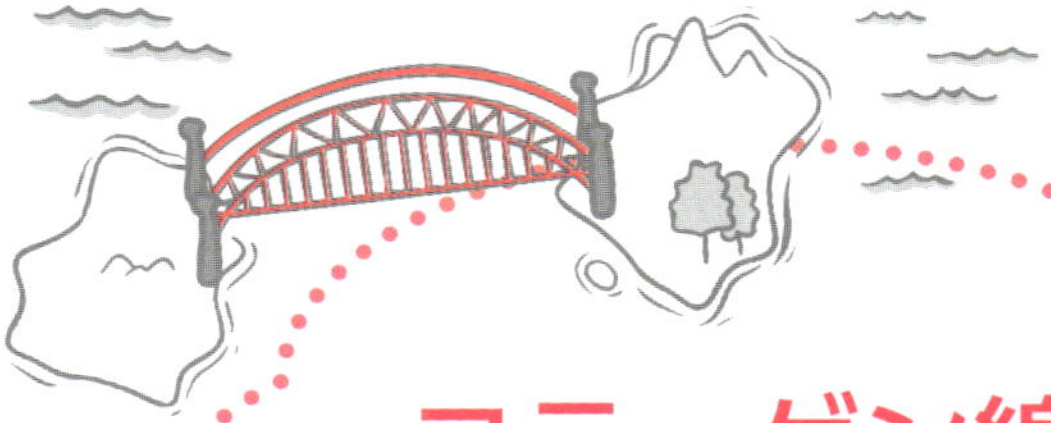

コラーゲン線維を架橋（クロスリンキング）する

円錐角膜の治療のコンセプトを大きく変えたのが、２００３年に登場した角膜クロスリンキングという方法です。これは、ドイツのドレスデン大学の先生たちが最初に考案した方法で、角膜のコラーゲン線維を固めてしまうという方法です。円錐角膜の人の眼のコラーゲン線維は普通の人に比べて柔らかいために変形してきてしまうので、コラーゲン線維同士の結合を増やして角膜全体を硬くすることで今後変形しないように固めてやろう、という考えのもとに作られた治療です。

　リボフラビン（ビタミンＢ２）に長波長紫外線を当てるとリボフラビンが大気中の酸素分

角膜クロスリンキングの原理

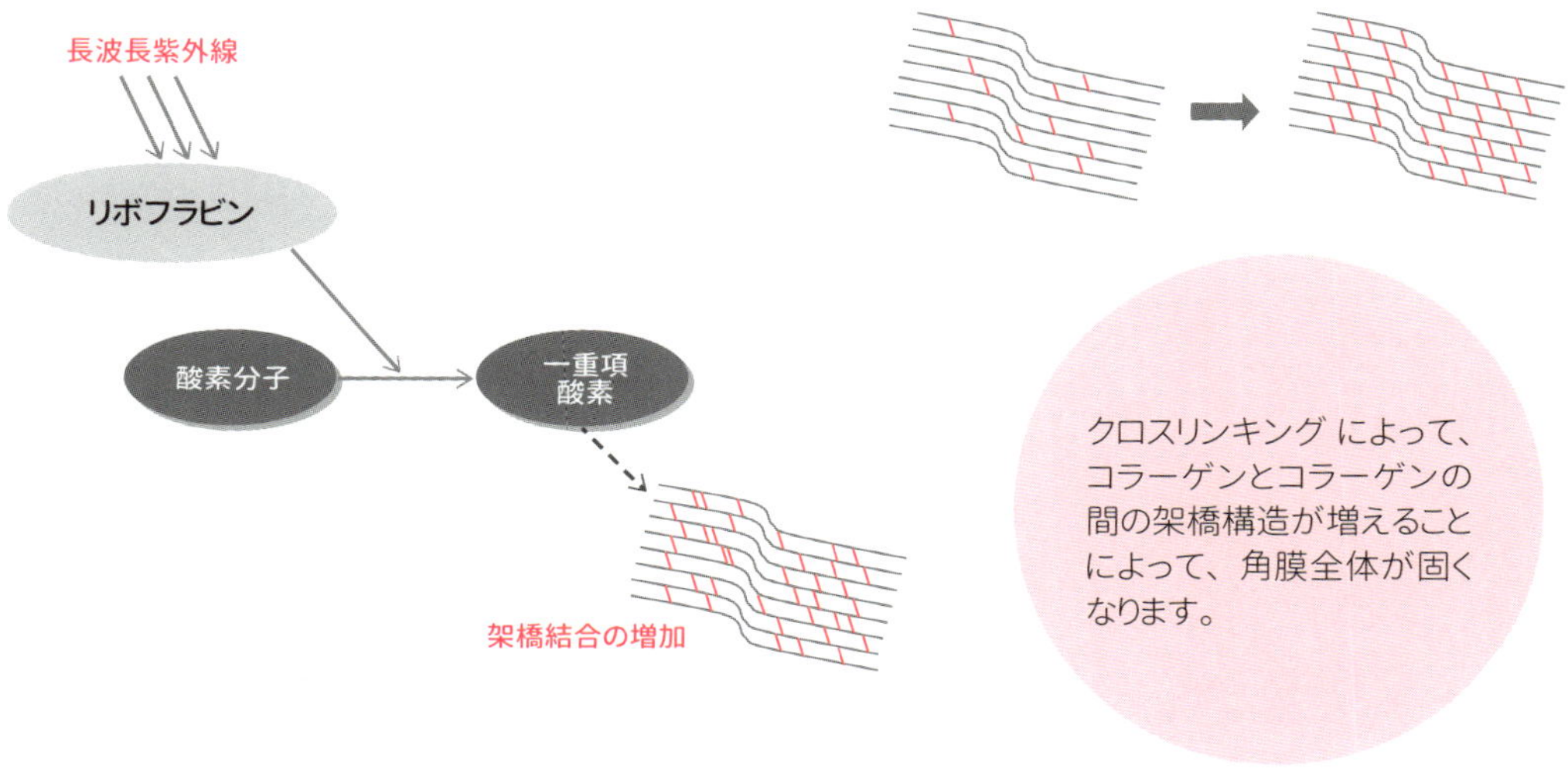
長波長紫外線
リボフラビン
酸素分子
一重項
酸素
架橋結合の増加
クロスリンキング によって、
コラーゲンとコラーゲンの
間の架橋構造が増えること
によって、角膜全体が固く
なります。

子を活性酸素に変化させます。この活性酸素には隣り合ったコラーゲン線維のあいだに架橋結合という結合を増やす作用があり、コラーゲン全体が固くなるという理屈です。この原理は歯医者さんの治療などにも用いられています。みなさんも歯医者さんで歯を削った後、白いペーストのような詰め物を詰めてから小さな紫外線のランプを照射されたことがあるのではないでしょうか。あれは紫外線による架橋結合によって詰め物を固めているのです。円錐角膜の進行を止める治療は、この架橋（クロスリンキング）という言葉をとって角膜クロスリンキングと名づけられています。

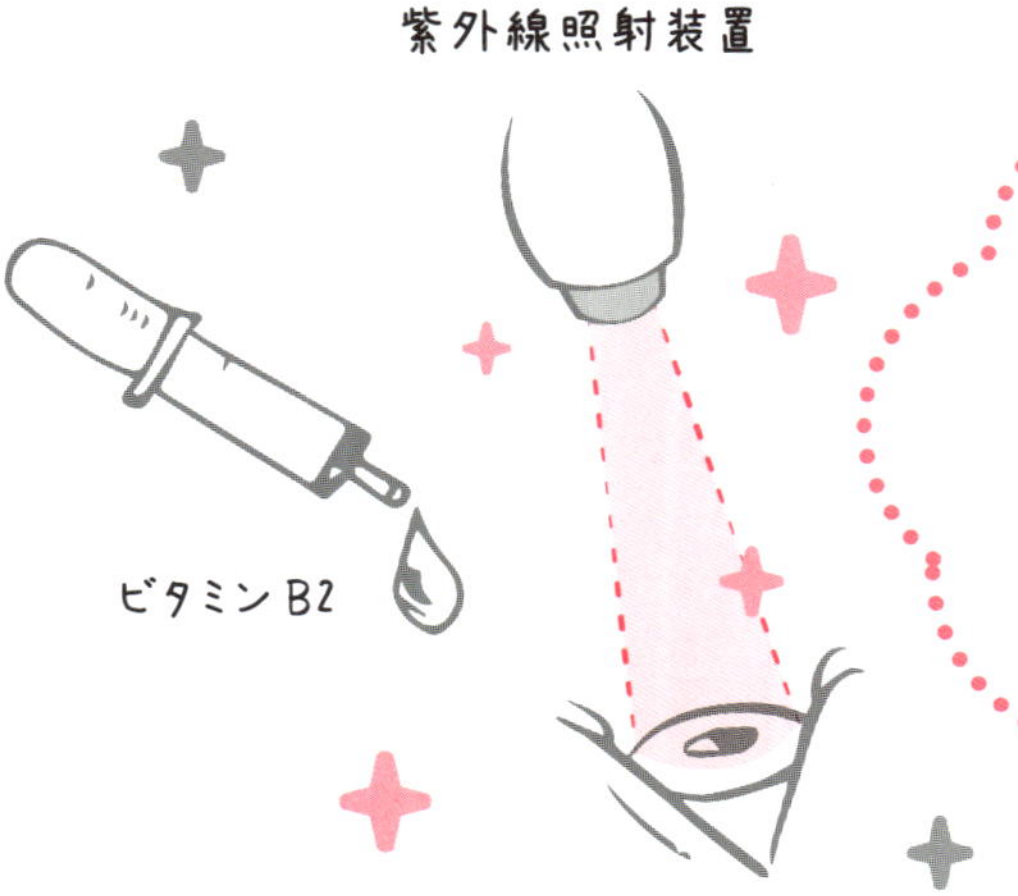

進行を止める待望の治療

角膜クロスリンキングは２００３年に専門雑誌に論文として発表された直後から世界を席巻しました。まずはヨーロッパの国々で多くの治療が行われ、アフリカ諸国、中近東、南アジア、南米の国々でもたくさんの施設で取り入れられました。その大きな理由のひとつには、角膜クロスリンキングが眼科の治療のなかでは比較的安く手軽にできる治療であったということがあります。

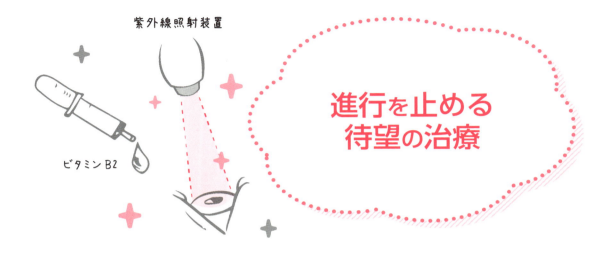

ここ20～30年ほどの眼科手術の進歩には本当に目を見張るものがありますが、新しく出てきた手術用の器械、顕微鏡、レーザーなどはどれも高価で数千万円もするものが多いのです。それに比べて角膜クロスリンキングに必要なものはビタミンＢ２を溶かした点眼薬と紫外線照射装置だけなので、比較的手軽に設備を整えることができます。

さらに、角膜クロスリンキングのもうひとつの大きな長所は、手術がとても簡単だということです。特別な技術がいらないので、眼科医で

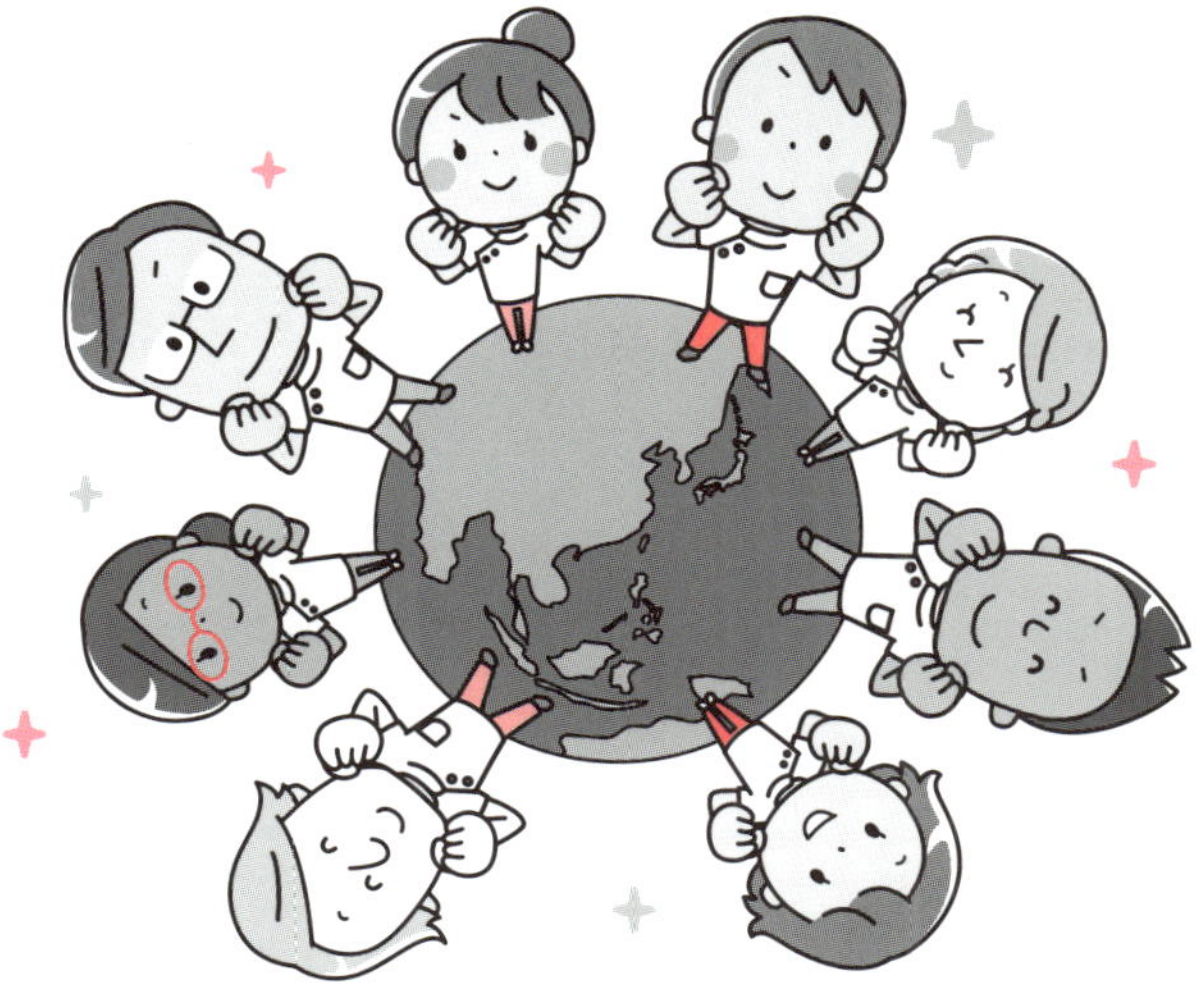

角膜クロスリンキングの設備は比較的手軽に整えられるため、
多くの国で採用されています

あれば実際に行っているところを一度見学すればできてしまうような手術です。そんなこともあって、あっという間に世界中に広がりました。そして、いろんな国の先生が角膜クロスリンキングの成績について学会や論文で報告しましたが、どの報告をみてもだいたい同じような結果が出ています。つまり角膜クロスリンキングは極めて安全に円錐角膜の進行を停止させることができるということがわかったのです。

私は慶應義塾大学病院の坪田一男先生と一緒に、ドイツに遅れること4年の2007年から日本にも角膜クロスリンキングを導入しました。そして、これまでに300眼以上の円錐角膜に手術を行ってきました。その結果を振り返ると、諸外国で報告されているのとほぼ同じような成績でした。つまり、角膜クロスリンキングは白人でも日本人でも人種を問わずに円錐角膜の進行を止める働きがあることがわかったのです。

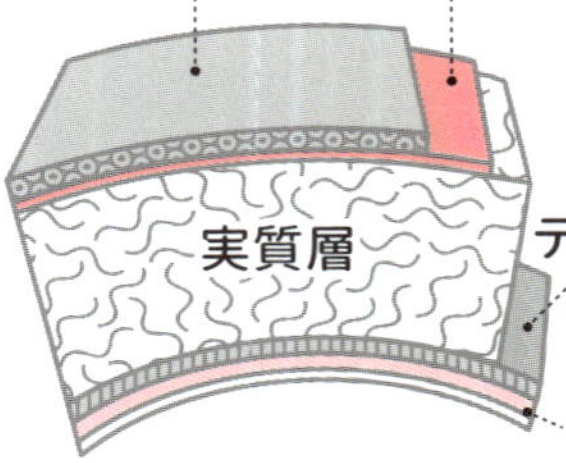

角膜クロスリンキングはどんな手術？

手術自体はとてもシンプル

角膜クロスリンキングを実際どのようにして行うかについてお話ししましょう。

まずは、通常の眼科手術と同じように手術室に入って目の周りを消毒します。そして点眼麻酔をした後、黒目の表面の角膜上皮とよばれる皮の部分を取り除きます。角膜上皮は皮膚でいうなら表皮に相当する部分ですが、これがあるとリボフラビンが眼のなかに浸透していかないために、まず上皮を取る必要があるのです。

次に、リボフラビンの点眼を行います。何度か点眼をしてリボフラビンが角膜全体に染み込んだ頃を見計らって長波長紫外線を照射します。最初にドレスデン大学から発表されたドレスデン法とよばれる方法では長波長紫外線は3・0㎽／㎠の強度で30分間照射を行うことになっています。紫外線照射が終了したら、度のないソフトコンタクトレンズを保護のために装用して、術後の点眼薬を処方しておしまいです。

角膜クロスリンキング

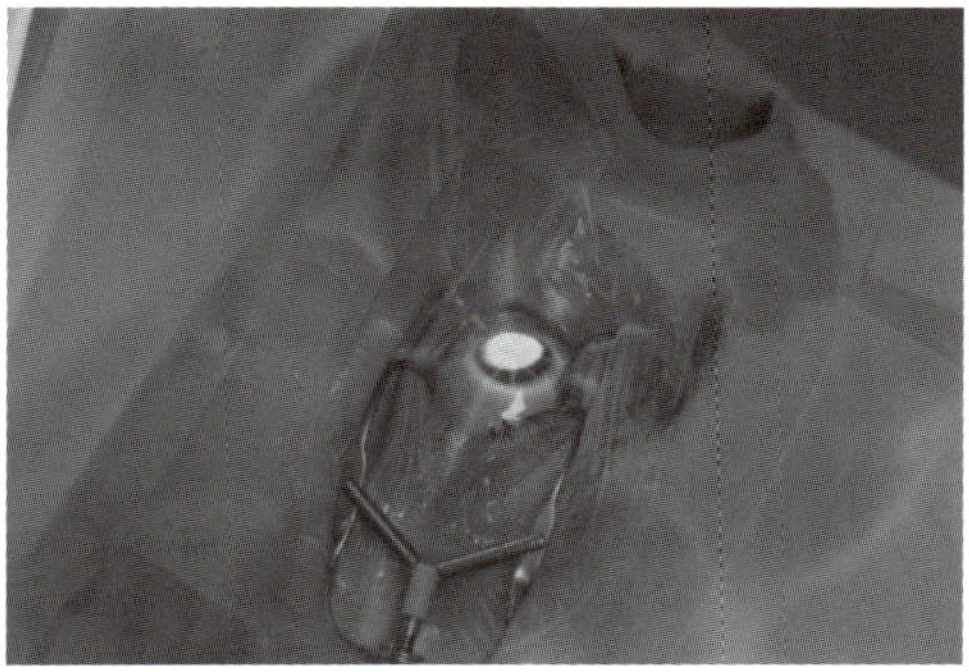

紫外線照射しているところ

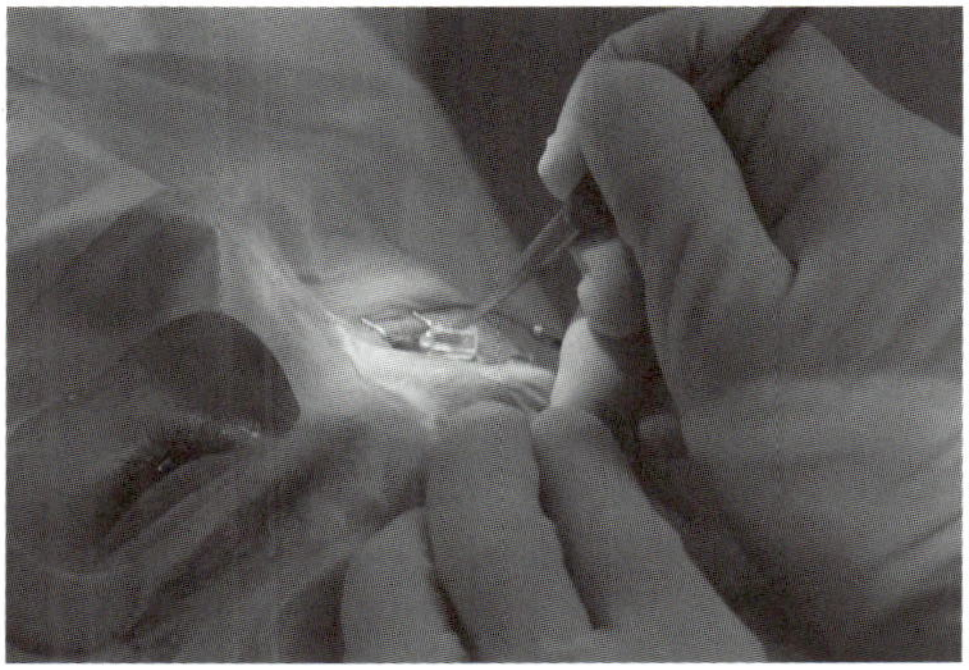

クロスリンキングのために、
角膜上皮を掻爬して取り除いているところ

このように手術自体はとてもシンプルで難しい技術は必要ありません。

ドレスデン法の欠点

しかし、ドレスデン法の角膜クロスリンキングには大きな欠点が2つありました。ひとつは時間がかかりすぎることです。角膜上皮を取るのはほんの数分でできますが、その後点眼に20～30分、そして紫外線照射に30分かかるので合計で1時間あまりかかってしまいます。患者さんはその間ずっと顔を動かさずに仰向きで寝ていなくてはならないのでかなり長く感じると思います。もうひとつの欠点は、角膜上皮を取らなくてはならないことで、術後に上皮細胞が再生してきて傷口が治るまでのあいだはゴロゴロしたり染みる感じがあったり、なかには痛み止めが必要なくらいの痛みを感じる人もいます。

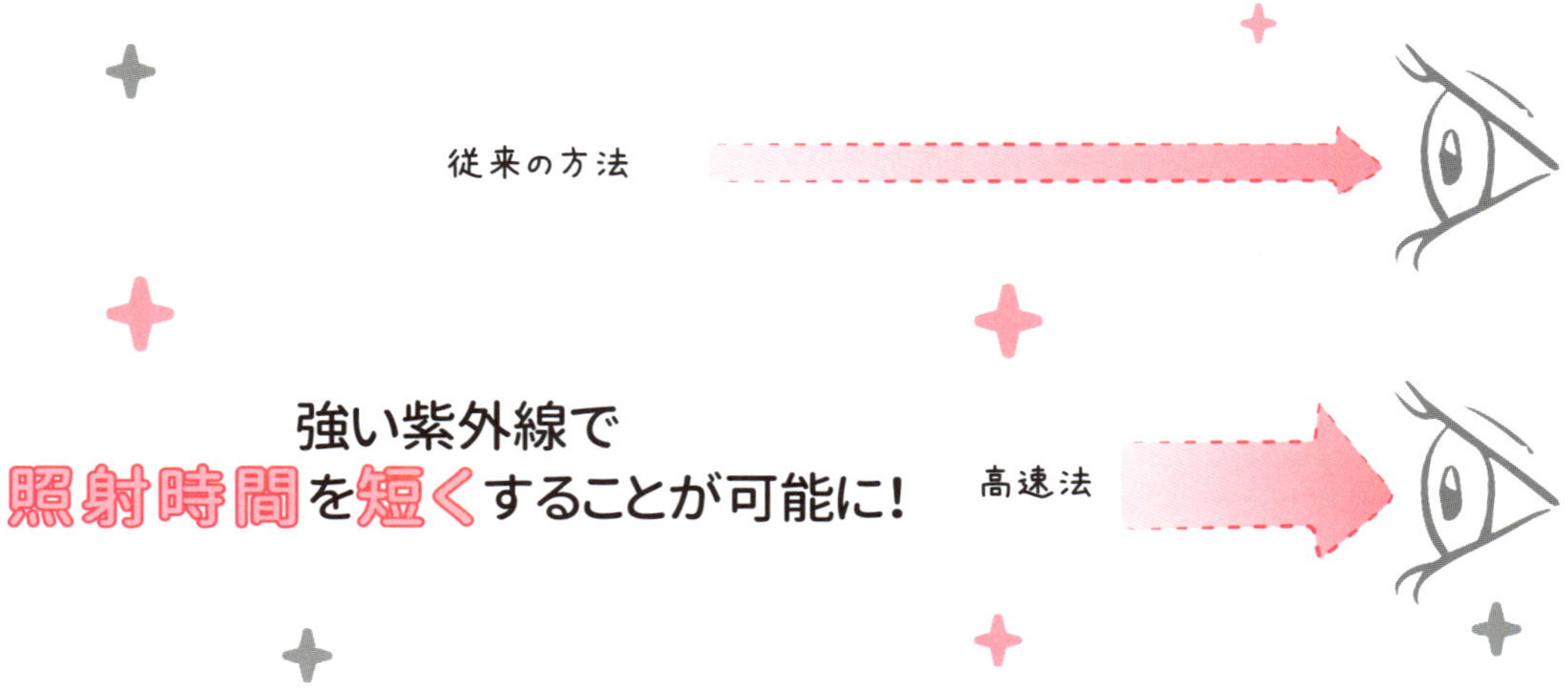
従来の方法
高速法
強い紫外線で
照射時間を短くすることが可能に!

高速法

そこでこの2つの欠点を補うために新しい方法が考案されました。ひとつは、時間がかかるという欠点を克服するための高速法という方法です。紫外線のような光のエネルギーは強度と時間の積で決まります。ですから、強度を上げれば同じエネルギーを照射するための時間は短くなります。これをブンセン-ラスコーの法則といいます。角膜クロスリンキングでもこのブンセン-ラスコーの法則を応用して、3・0㎽/㎠で30分間照射していた紫外線を6・0㎽/㎠、9・0㎽/㎠、18・0㎽/㎠、30㎽/㎠などに強くして、その分照射時間をそれぞれ15分、10分、5分、3分などに短くするという方法が開発されました。私たちは、ドレスデン法と18・0㎽/㎠で5分の照射をする高速法を比較し、ほぼ同じ効果が得られることを確認した上で、現在では高速法を中心に行っています。

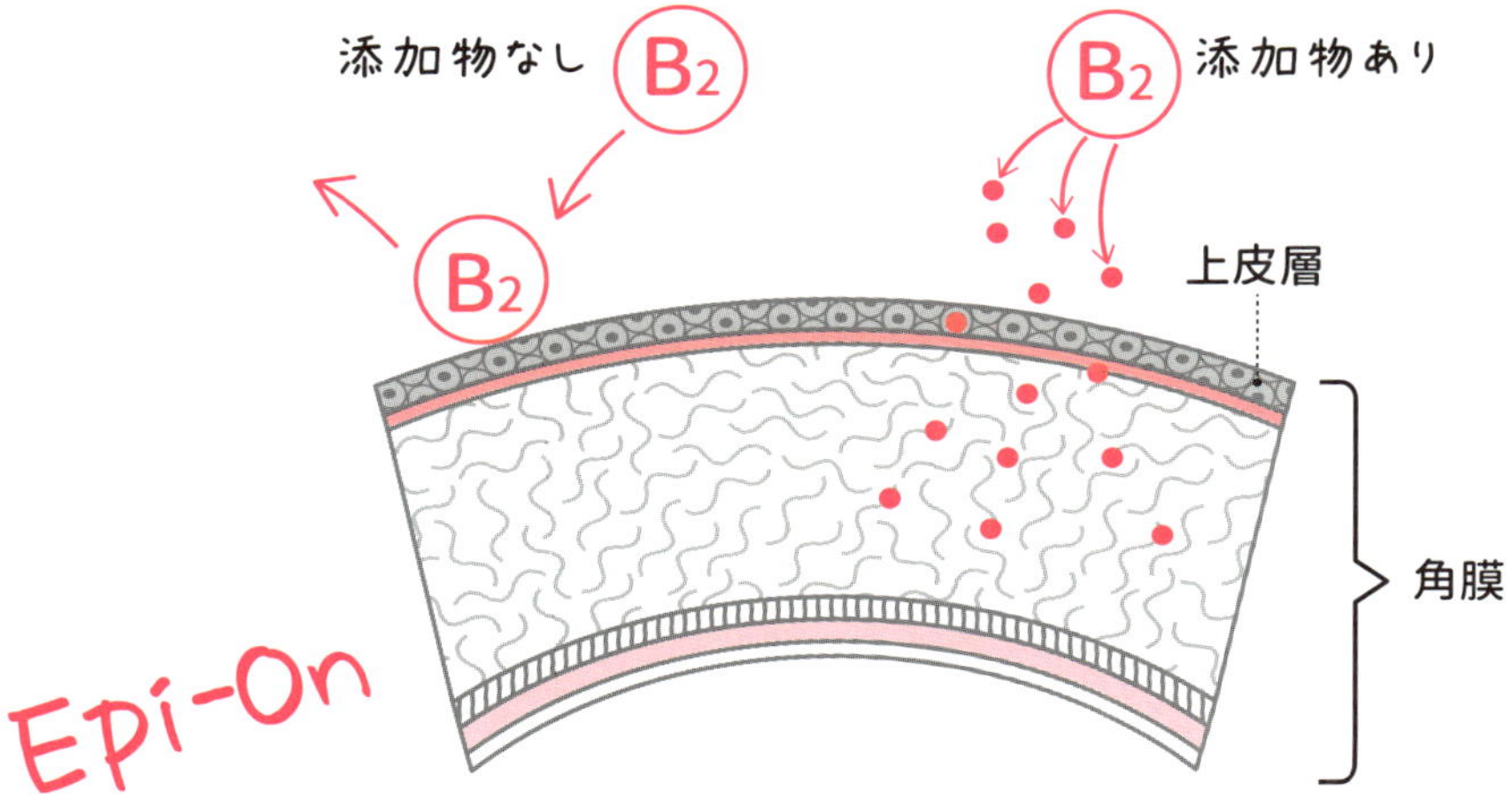

エピオン法

もうひとつ、角膜上皮を取らない方法も開発されています。リボフラビンに上皮細胞を透過させるような添加物を加えておき、上皮細胞を取らなくてもリボフラビンが角膜に染み込むのを確認してから、上皮細胞を通して角膜のコラーゲンに紫外線を照射するという方法で、エピオン（Epi-On）法とよばれています。術後の痛みが少ないという大きな利点がありますが、上皮細胞に紫外線が吸収されてしまう分、ドレスデン法に比べてやや効きがわるいのではないかという懸念がもたれています。

角膜クロスリンキングをした人のその後

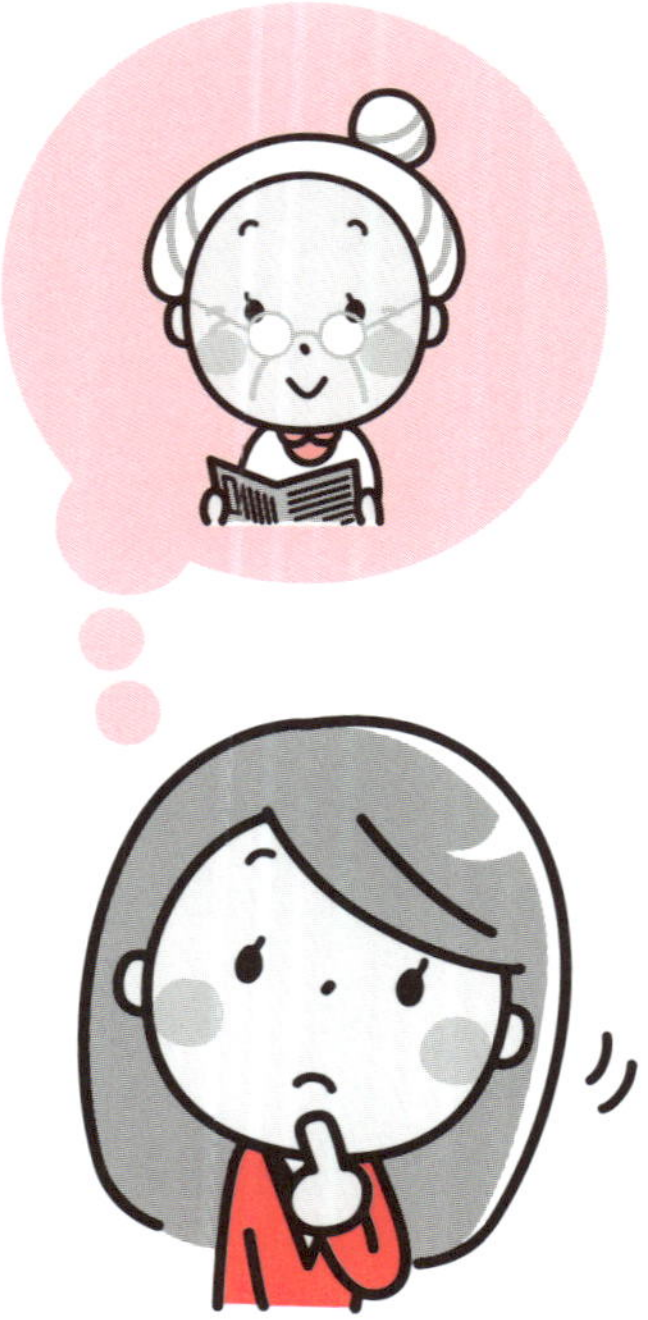

角膜クロスリンキングは2003年に初めて発表された方法であり、まだ15年程度の歴史しかありません。長期的な影響はわからないといえばわからないのですが、最近では10年追跡した成績が報告されるようになりました。それらの報告によれば、角膜クロスリンキングの効果は少なくともその10年間は保たれ、また長期的に何かとても悪い影響を及ぼすような合併症も今のところは報告されていません。

一般に円錐角膜は中年以降になると進行のスピードが遅くなってくる病気ですから、角膜クロスリンキングで10年間進行を止めることができれば、その後に悪化する確率はかなり低くなるのではないかと思います。

円錐角膜患者24名(34眼)の、角膜クロスリンキング前と10年後の
角膜屈折力(角膜のカーブの強さ)の変化
(J Cataract Refract Surg 2015; 41: 41–46)

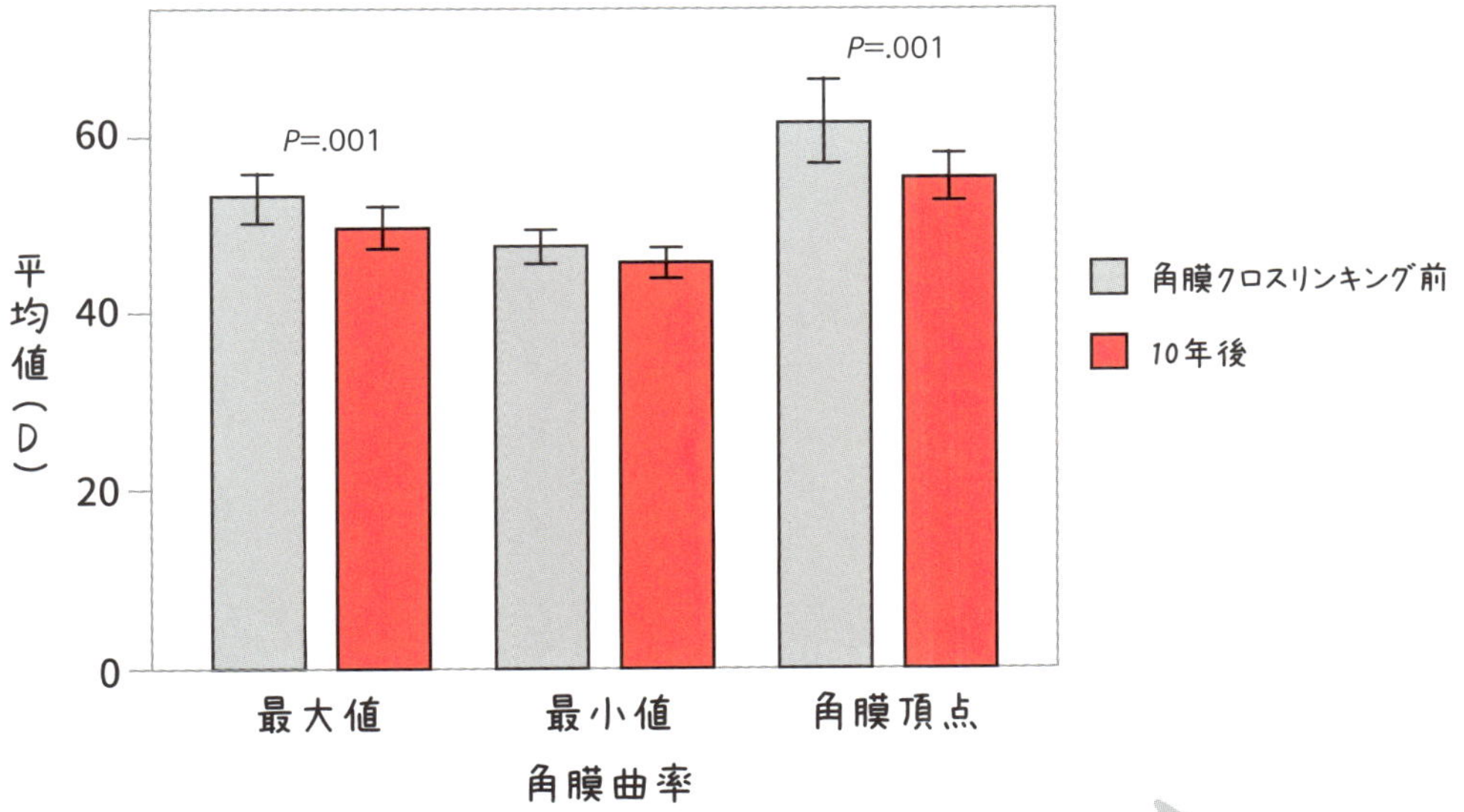

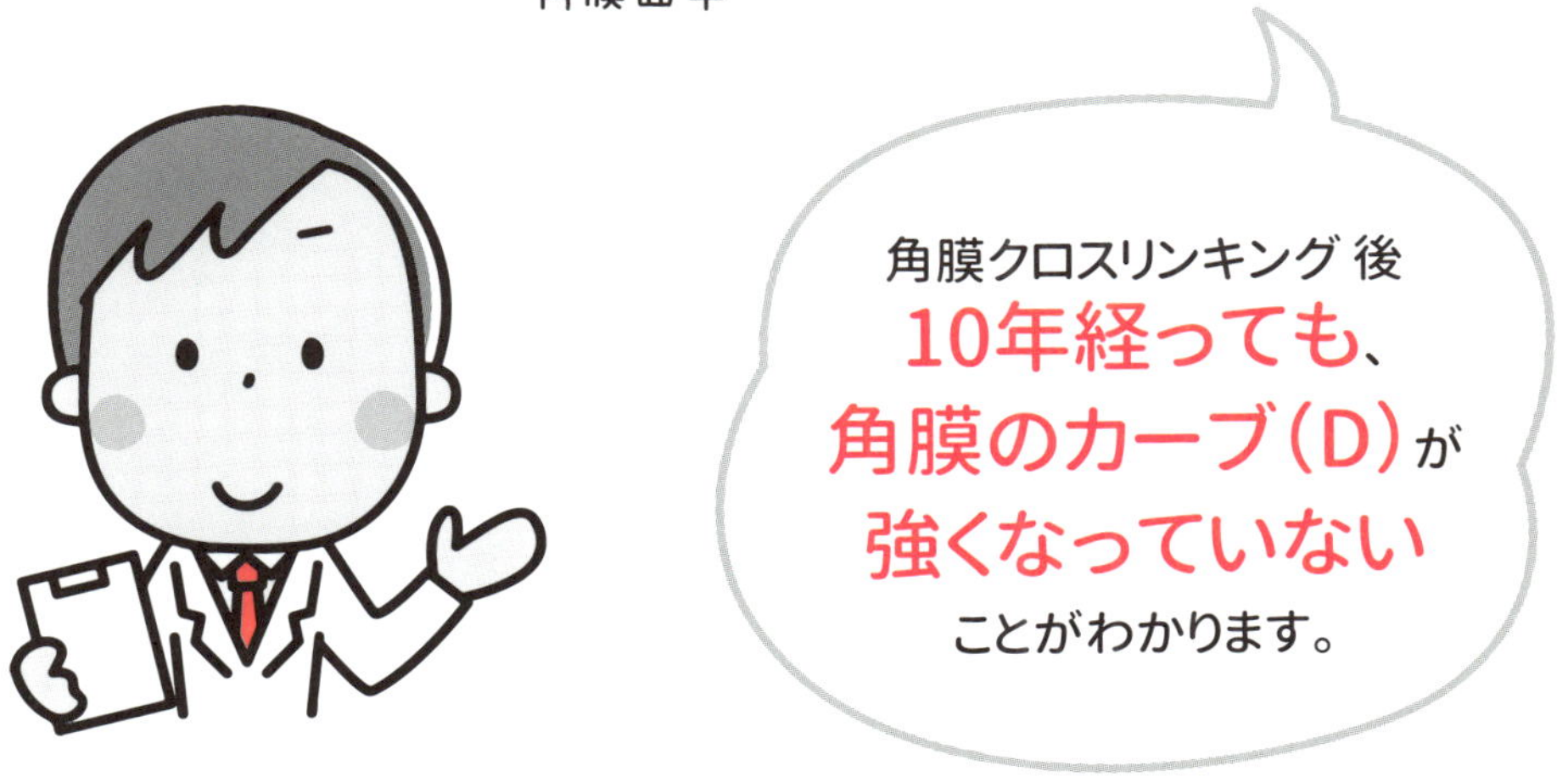
角膜クロスリンキング後
10年経っても、
角膜のカーブ(D)が
強くなっていない
ことがわかります。

7

円錐角膜と新しい屈折矯正手術

角膜クロスリンキングは
円錐角膜の
進行を止めるもの

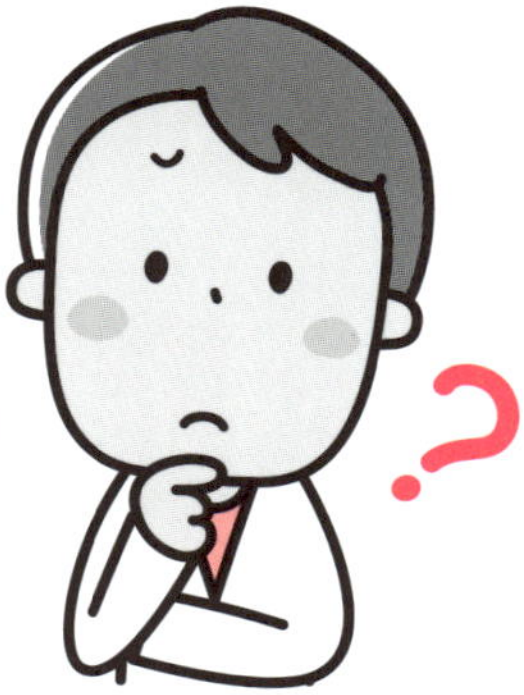

**視力を回復するには
どうするの?**

角膜クロスリンキングには円錐角膜の進行を止める効果はありますが、進んでしまった円錐角膜を元に戻す力はありません。角膜クロスリンキングはあくまで「これ以上悪くならないようにするための治療」なのです。

それでは、すでに悪くなってしまった人は、視力を回復する手段はないのでしょうか。先に説明したように、手っ取り早いのは円錐角膜用のハードコンタクトレンズをすることです。しかし、人によってはハードコンタクトレンズができない人もいます。たとえばアレルギーがひどくてコンタクトレンズをつけると目が痒くなってしまう人や、職業的な理由でコンタクト

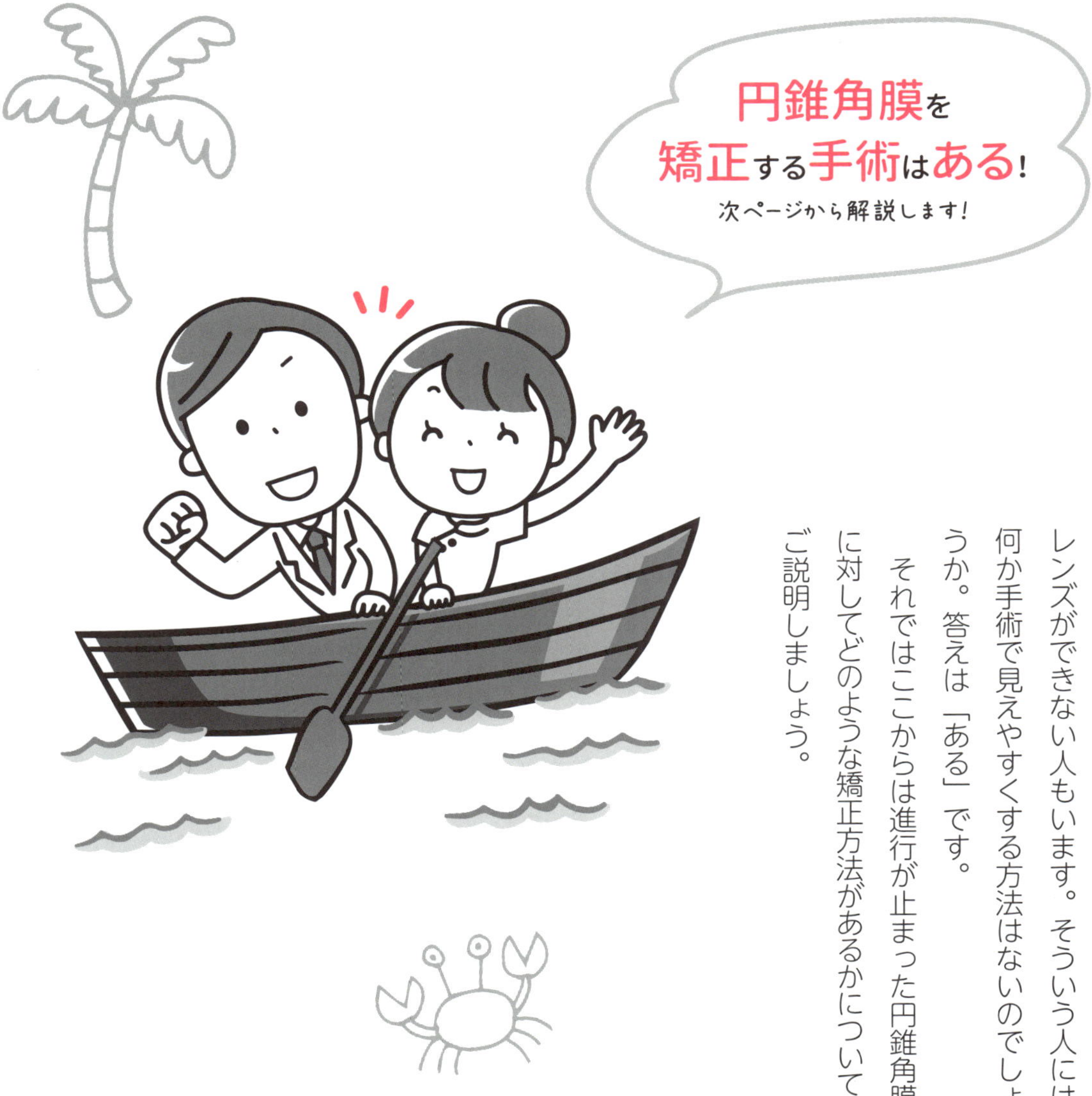
円錐角膜を
矯正する手術はある!
次ページから解説します!

レンズができない人もいます。そういう人には何か手術で見えやすくする方法はないのでしょうか。答えは「ある」です。

それではここからは進行が止まった円錐角膜に対してどのような矯正方法があるかについて、ご説明しましょう。

円錐角膜には、レーシックは絶対にしてはいけない！

近視や乱視を矯正する手術と聞いて真っ先に思い浮かぶのはレーシックではないかと思います。実際にレーシックが世の中に出回ってきた初期の頃、ごく短い期間には円錐角膜の人に対して手術が行われていた時期もありました。しかし、現在では円錐角膜の疑いがほんの少しでもある人は、レーシックは絶対に受けてはならないとされています。その理由は、円錐角膜の疑いがある人にレーシックをすると、直後には近視や乱視がなくなって見え方が良くなるのですが、数ヵ月から数年経ってから角膜が余計に歪んで重度の円錐角膜のようになってしまうからです。この合併症を「角膜拡張症」または「医原性円錐角膜」といい、レーシックをするときにもっとも起こしてはならない合併症と認識されているのです。

レーシックをする病院では角膜拡張症を起こさないためにさまざまな検査を行って、円錐角膜の素因がないかどうかを徹底的に調べています。そして、ほんの少しでも素因がある人には

レーシック手術の概要

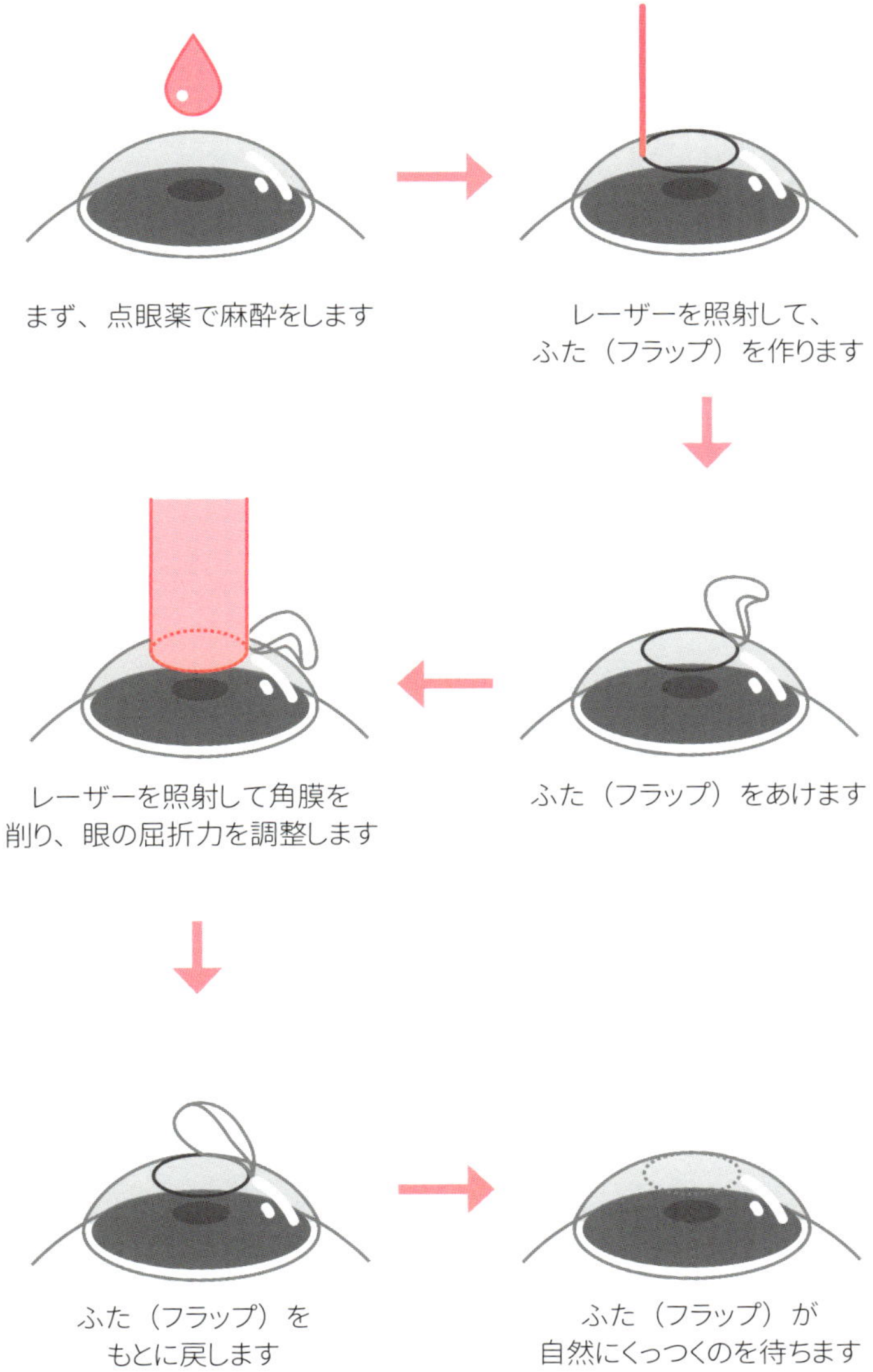
まず、点眼薬で麻酔をします
レーザーを照射して、
ふた（フラップ）を作ります
ふた（フラップ）をあけます
レーザーを照射して角膜を
削り、眼の屈折力を調整します
ふた（フラップ）を
もとに戻します
ふた（フラップ）が
自然にくっつくのを待ちます

決して手術を行うことはありません。レーシックの仲間の手術であるPRK（ピーアールケー）やLASEK（ラセック）についても同様です。

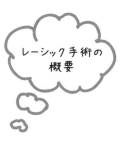

有水晶体眼内レンズを埋め込む方法

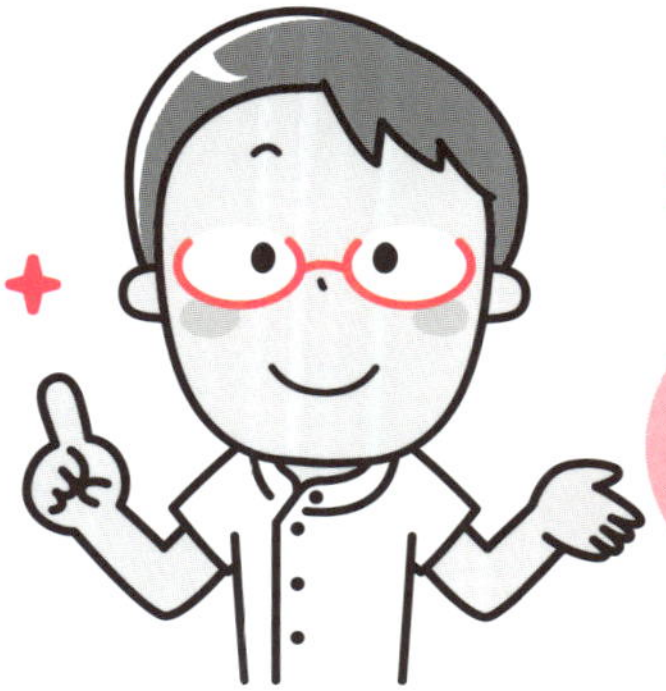

軽度の場合

円錐角膜の進行が止まっていて、かつ軽度の人には、有水晶体眼内レンズという方法があります。これは乱視矯正用のソフトコンタクトレンズのようなレンズを眼のなかに埋め込む方法です。眼のなかといっても角膜のなかではなく、角膜の後ろ、水晶体の手前の部分に入れます。現在は虹彩の前に入れるタイプのレンズと虹彩の後ろに入れるタイプのレンズがあります。

有水晶体眼内レンズを入れると、手術の翌日から裸眼で非常によい視力が出ます。そして、その状態は眼に白内障などの別の変化が出てこない限りは半永久的に続きます。手術の前にきちんと検査を行って、入れても大丈夫と判断された方にとっては、とてもよい矯正法といえます。ただし、その人の眼球の大きさや矯正したい度数によって、レンズの種類が限られる場合やどのレンズも入れられない場合もありますので、専門の病院で調べてもらう必要があります。手術前の検査がとても重要です。

また、有水晶体眼内レンズはすでに円錐角膜

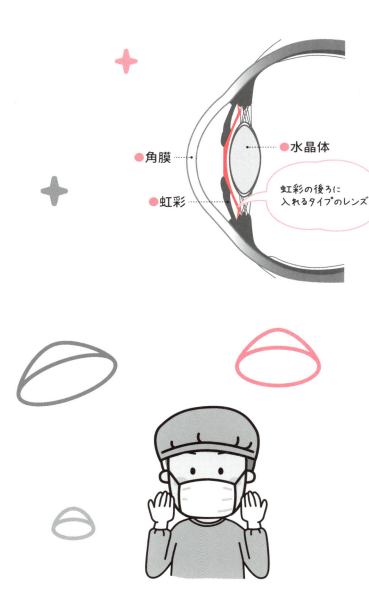

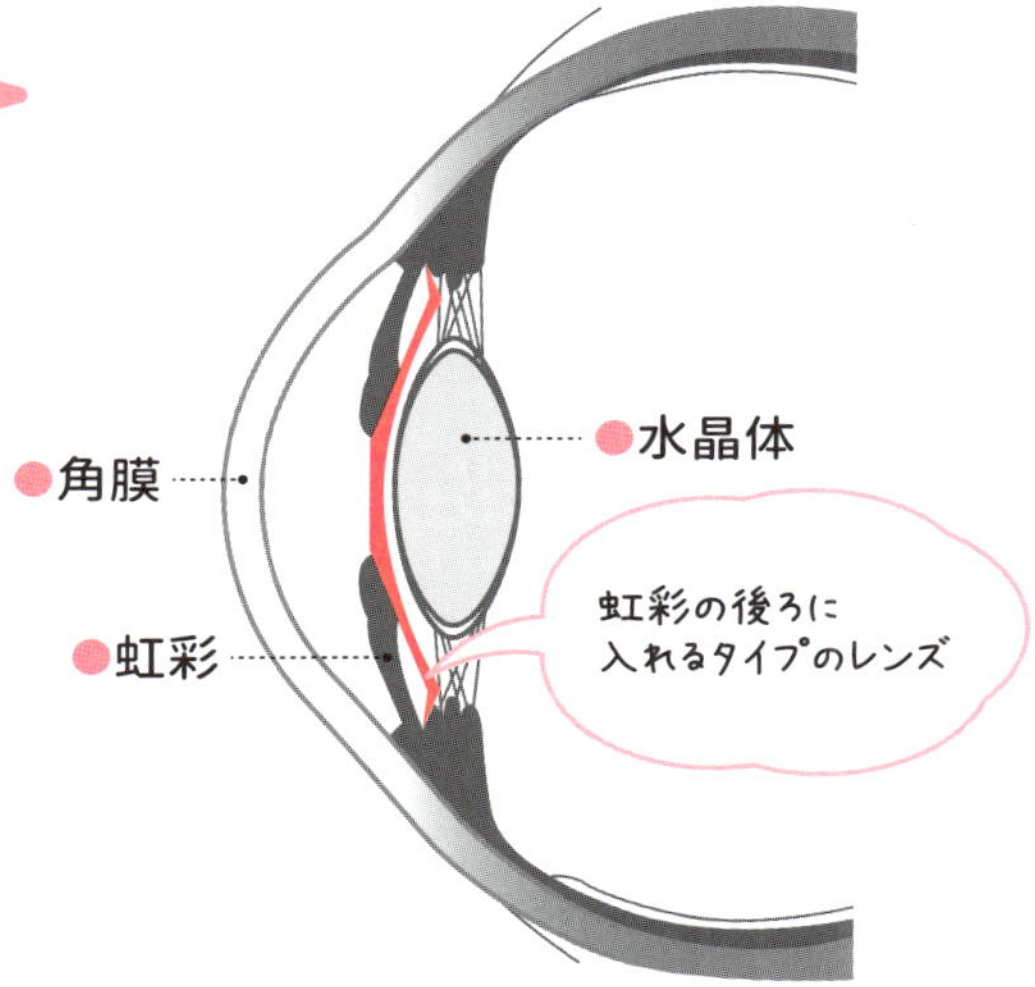

が進んでしまっていて、ハードコンタクトレンズをしなければ視力が出ない人には適していません。あくまでも、まだメガネをかけて1・0以上見えるという人が対象です。軽度の円錐角膜の人にしかできない手術なのです。

軽度～中等度の場合

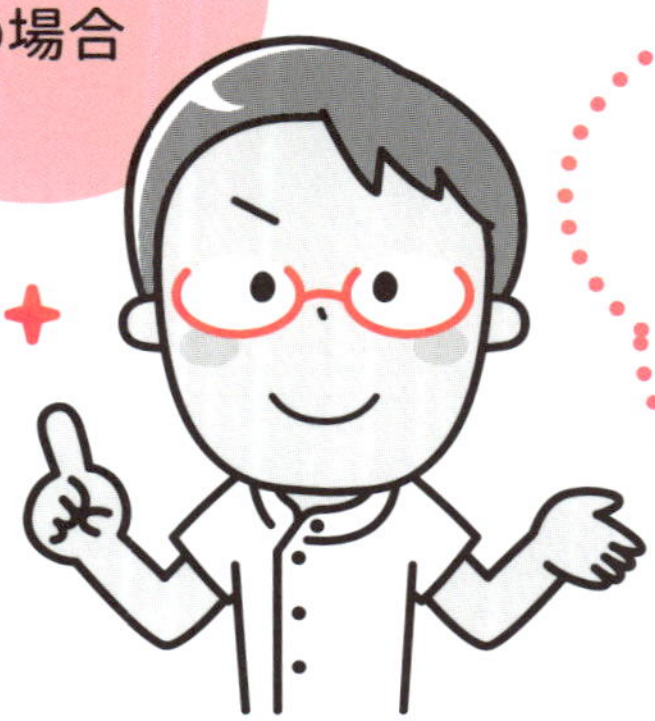

角膜内リングを埋め込む方法

もうひとつの円錐角膜の矯正手術として、角膜内リングという方法があります。これはハードコンタクトレンズのような材質でできた半弧状のリングを1本または2本、角膜の深い層に埋め込むことで角膜中央部のカーブを変化させ、近視や乱視を矯正する方法です。

角膜内リングは軽度から中等度くらいの円錐角膜の人に適しています。円錐角膜がごく軽い場合には裸眼視力を回復させる可能性があります。円錐角膜がやや進んできてメガネで矯正ができなくなってきた人には裸眼視力を回復させるほどの矯正効果はなく、どちらかというとメガネの乱視を多少減らす、コンタクトレンズの装用感を改善する程度の効果しかありません。また、その効果も人によってまちまちなので、角膜内リングはあくまでも「メガネやコンタクトレンズを使う際の補助具」という認識で考えるとよいと思います。

また、角膜内リングには円錐角膜の進行を止める力はありません。したがって、角膜内リングを入れた後で円錐角膜が進行してしまった場合には矯正効果もなくなってしまいます。

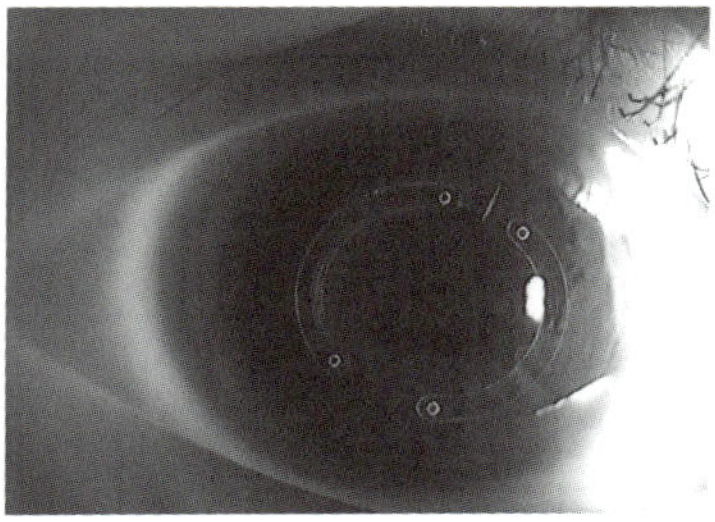

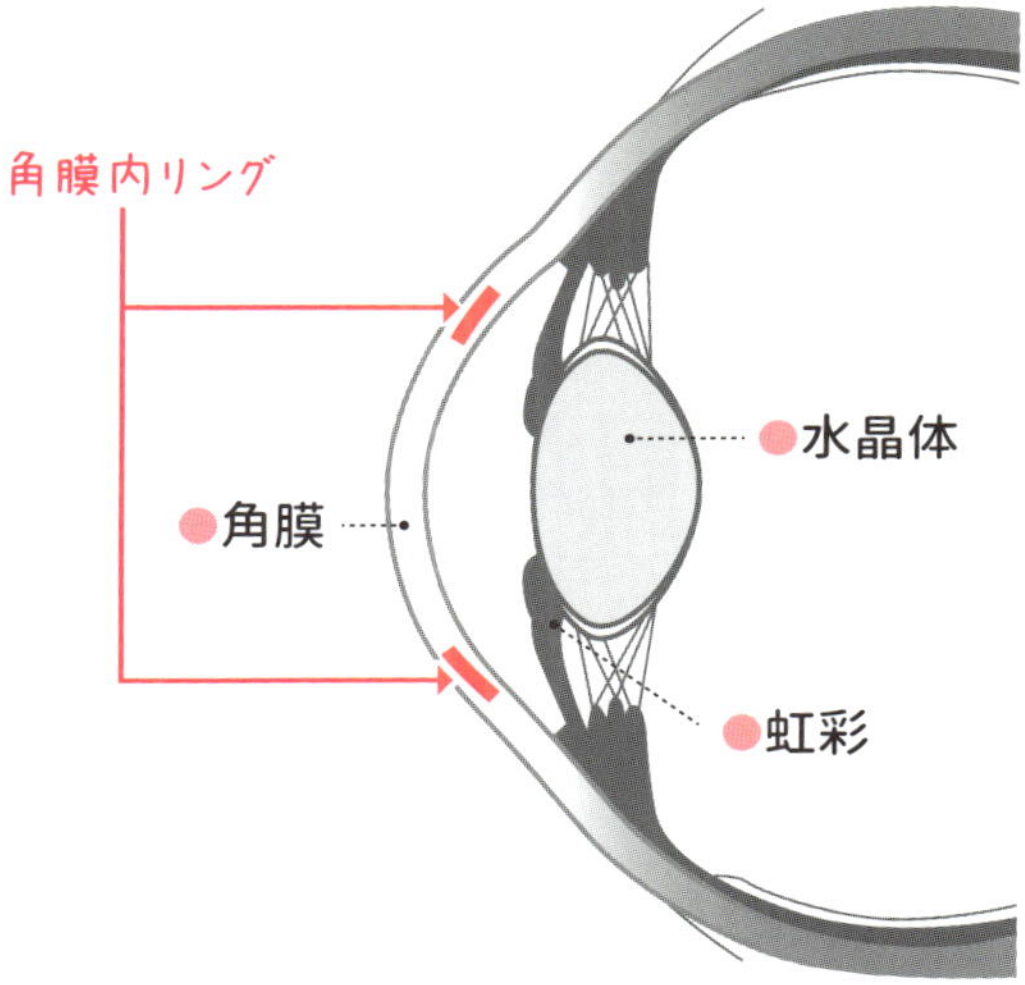

軽症の場合、裸眼視力を回復させる可能性がありますが、メガネで矯正できない患者さんでの効果は、乱視を減らす、コンタクトレンズの装用感を改善する程度です。

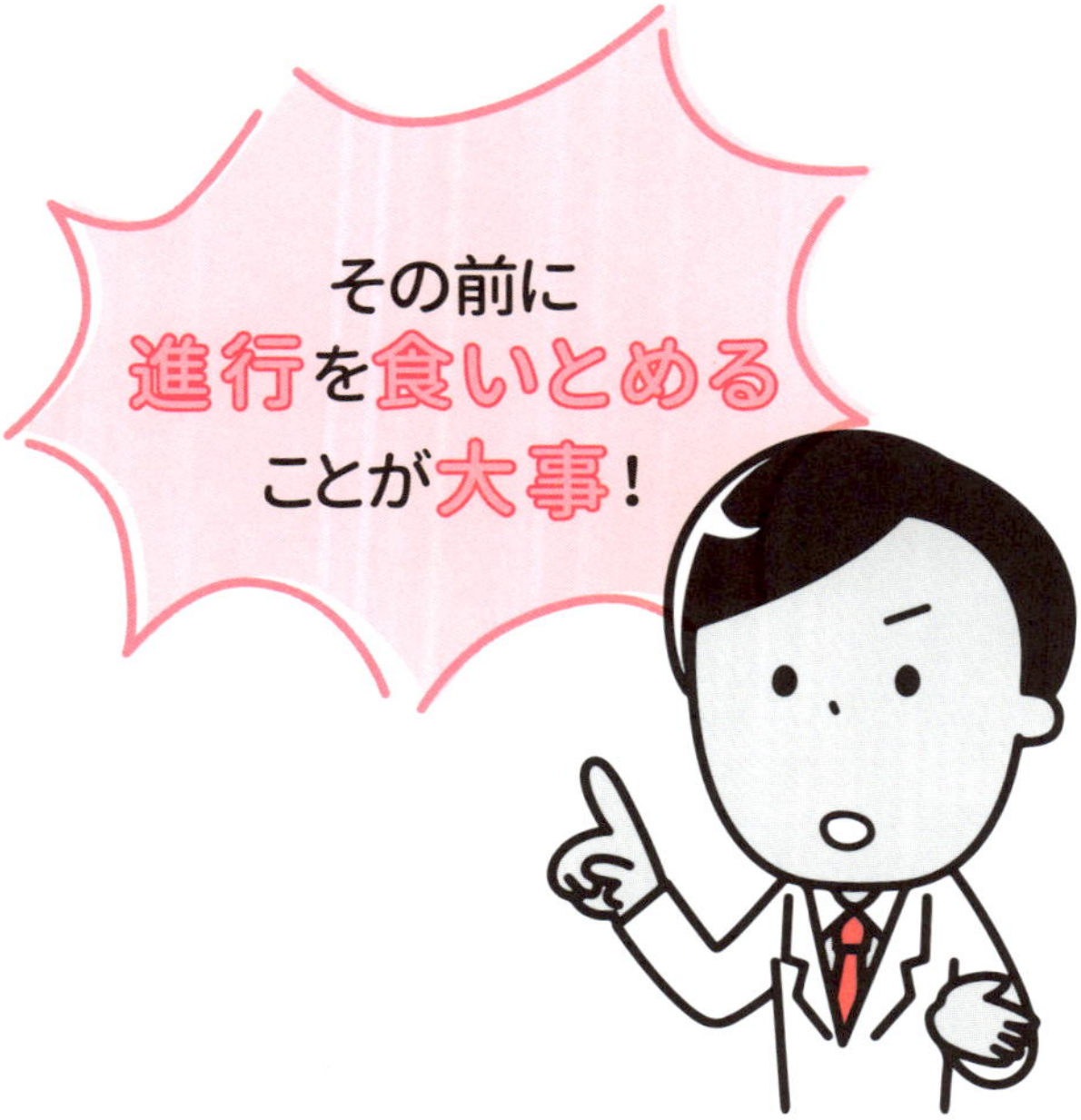

角膜移植は最終手段

円錐角膜治療の最終手段は角膜移植です。現在、日本では全国で年間3，000件弱の角膜移植が行われていますが、その10％ほどが円錐角膜に対して行われています。円錐角膜は角膜移植を行う病気のなかでも術後の成績がもっとも良いことが知られています。それはおそらく円錐角膜は角膜の形の異常だけで、角膜に血管が入っていたりしないということや、角膜の周辺部が正常に近いこと、他の疾患に比べて患者さんの年齢が若いことなども関連しているのではないかと考えられています。

しかし、いくら成績が良いとはいえ、角膜移植は最終手段です。どんなに上手な医師が手術をしても新たな乱視が出る可能性は避けられず、術後にもコンタクトレンズが必要になることも少なくありません。まったくの他人であるドナーの方から角膜をもらうため拒絶反応が起きることもありますし、細菌やカビがついて感染症になり移植した角膜が傷んでしまうこともあります。また、手術をしたあとにぶつけて移植

従来の角膜移植の流れ

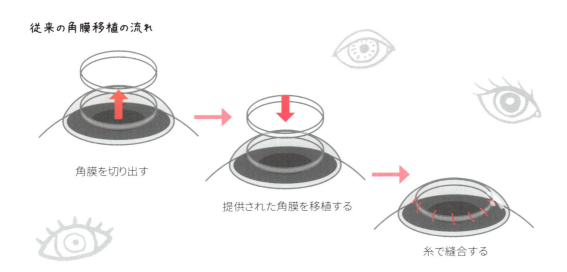

角膜を切り出す
提供された角膜を移植する
糸で縫合する

した角膜が外れてしまうといった悲劇もあります。一度移植を受けるとその人は一生点眼薬をさし続け、眼科に通い続けなくてはならなくなります。したがって、角膜移植はしないで済むのであればそれに越したことはありません。

　また、日本では角膜移植のドナーが不足しています。角膜移植を受けたくなっても、その地域のアイバンクの状況によって、角膜が提供されて移植手術が受けられるまでの期間はまちまちです。万一、拒絶反応や感染症などで一度移植した角膜がダメになってしまってもう一度手術を受けたいと思っても、希望した時期に受けられるかどうかはわかりません。これらのことを考えると、角膜移植という最終手段が必要となる前に進行を止めて、軽いまま一生を過ごせたほうが患者さんにとってはるかにメリットが大きいと思います。

8

円錐角膜を進ませないために自分でできることとは？

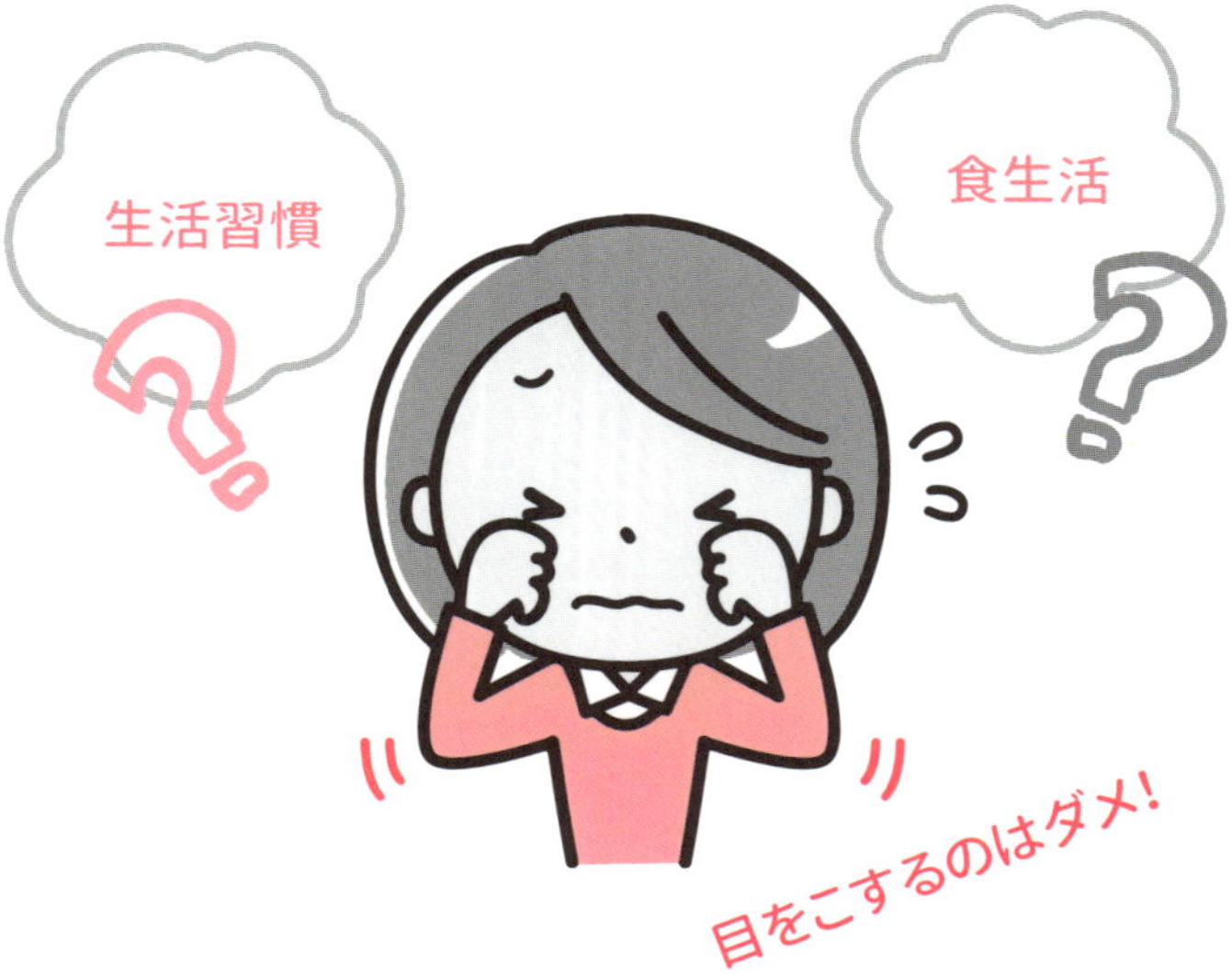

急激に進行する円錐角膜に対しては、残念ながら自分の努力でできることは少ないでしょう。たとえば、生活習慣や食生活を変えることで何か良い効果はありませんか、という質問を受けることはよくありますが、正直なところ、具体的にこれが良いというものはありません。

ただし、円錐角膜はアトピー性皮膚炎に合併することが多く、また目をこする癖のある人では早く進んでしまうことが明らかにされています。それを考えると、アレルギー性結膜炎があって目が痒くなる人は点眼薬や飲み薬、場合によっては目の周りの皮膚炎に対する軟膏などの薬をしっかりつけて、痒くてこすったりする

**コンタクトレンズのベースカーブは
角膜にフィットしたものを選びましょう**

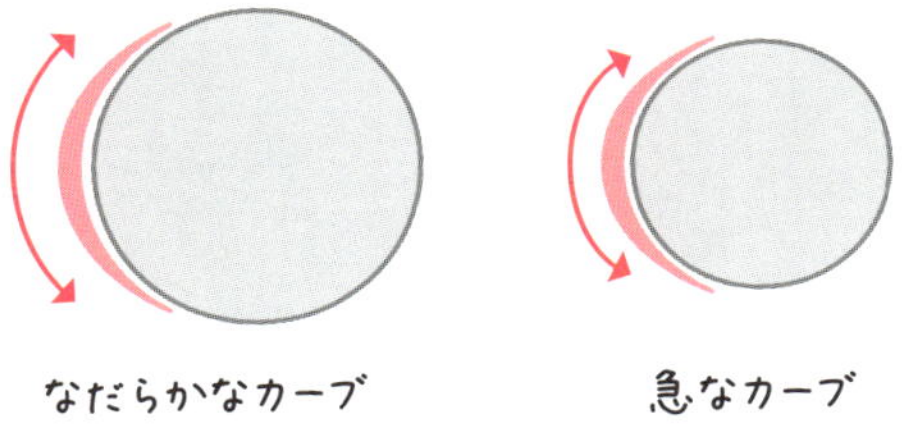

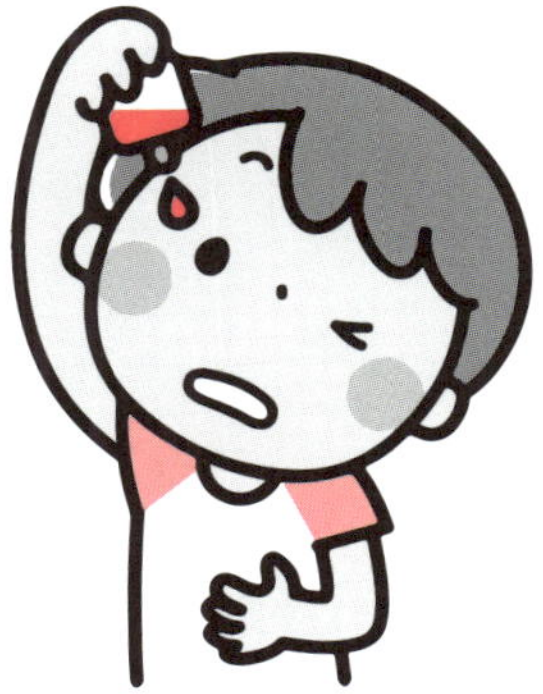

ことがないようにコントロールしたほうが良いと思います。

さらに、コンタクトレンズでも角膜のカーブに合っていなくて角膜がこすれて傷がついているようなものや、タイトフィットといってコンタクトレンズが角膜に張り付いてしまうようなカーブのきついレンズをつけていると、角膜に傷がついて炎症が起きたり低酸素状態になったりして円錐角膜を進める要因になる可能性があるかもしれません。ときどき、「コンタクトレンズは痛いけど円錐角膜を進ませない力があるから」といって我慢してハードコンタクトレンズをつけている人を見かけることがあります。ここに明記しますが、ハードコンタクトレンズで円錐角膜の進行を止めることはできません。ハードコンタクトレンズは見え方をよくするために使うものであって、円錐角膜そのものを治す力はありません。ですので、痛いときや調子の悪いときに無理に装用することは避け、慎重に使うようにしてください。

9 オルソケラトロジーは役に立つ？

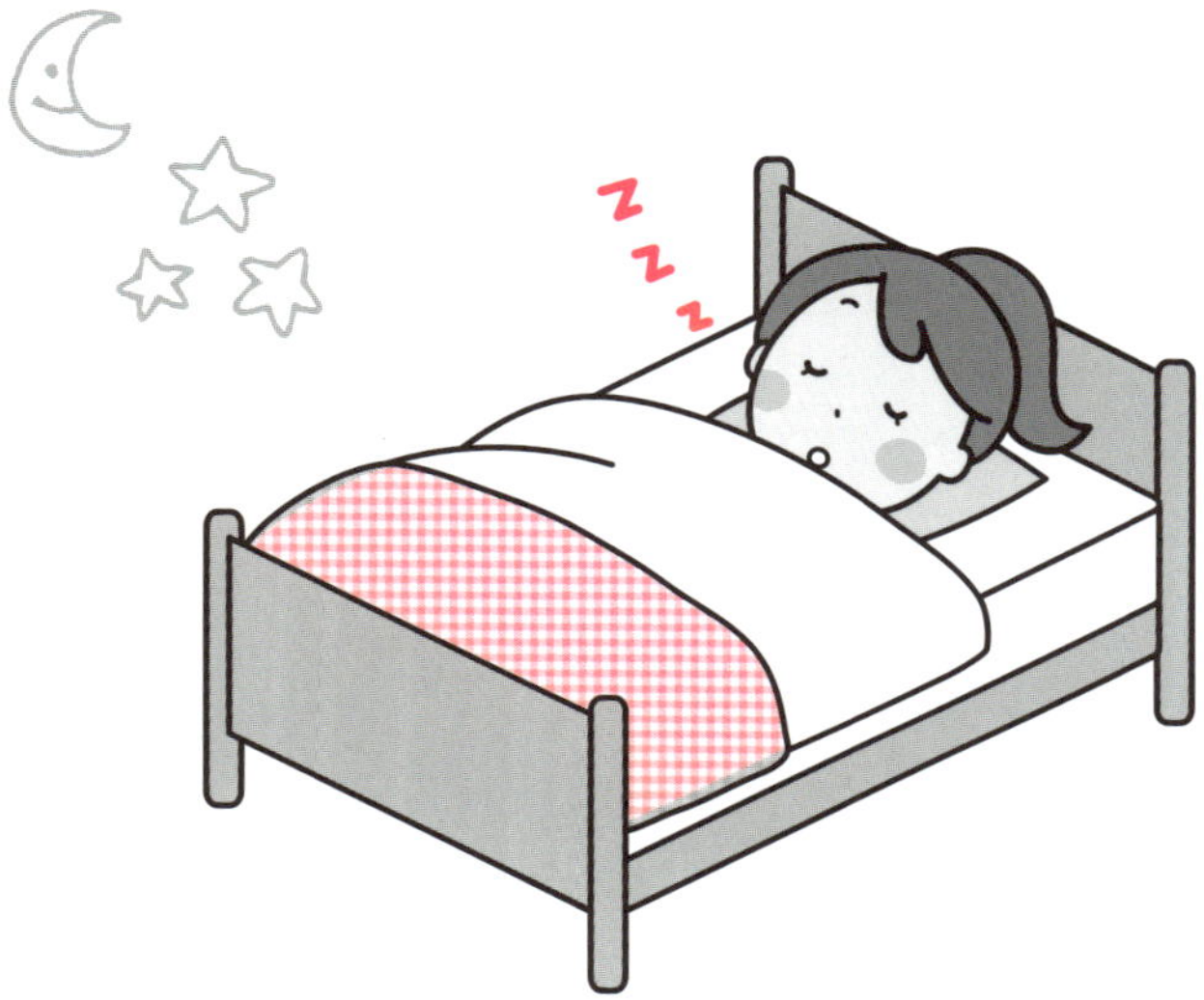

オルソケラトロジーは特殊な形のハードコンタクトレンズを夜寝るときに装用して角膜の形にクセをつけることで、手術をすることなく近視や乱視を矯正する方法です。日中起きている間にコンタクトレンズをつける必要がなくなりますが、レンズの装用をやめれば数日から数週間で元に戻ります。手術する必要がないため比較的手軽に近視矯正できる方法、と考える人もいます。

理論的には円錐角膜の人にもオルソケラトロジーはそれなりの効果を発揮すると考えられますが、日本眼科学会のオルソケラトロジー・ガイドラインでは、円錐角膜へのオルソケラトロ

オルソケラトロジーのしくみ

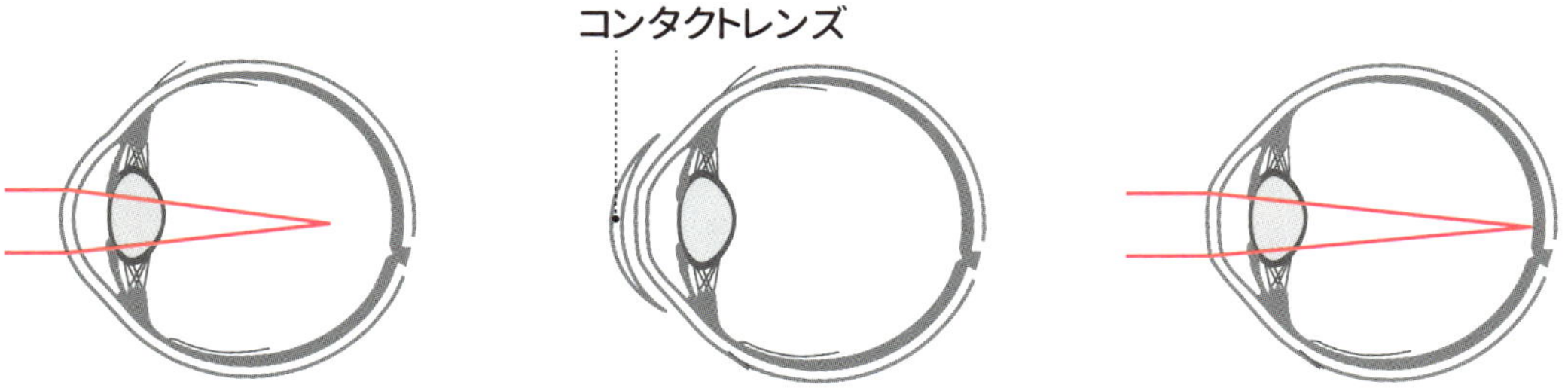

レンズ装着前

近視の場合、網膜より手前に像が結ばれてしまい、網膜ではピントが合わないぼやけた状態になっています。

レンズ装着時

就寝時に特殊な形のハードコンタクトレンズをつけることで、角膜全面の形を矯正します。

レンズ脱着時

レンズをはずしても、角膜の形にクセがついているので、日中は裸眼で過すことができます。

ジーはしてはならないものとされています。角膜はもともと血管がない組織で、細胞に必要な酸素は目覚めている間は大気中から、眠っている間はまぶたの裏側の血管から供給されています。眠っている間はただでさえ目覚めている間に比べて角膜の細胞の酸素分圧が低くなっているので、まぶたと角膜の間にコンタクトレンズを入れて寝ると角膜の細胞が酸素不足になりやすくなります。円錐角膜の細胞は普通の人に比べてストレスを受けてタンパク融解酵素を産生しやすいとする研究報告もありますから、オルソケラトロジーをするともしかすると円錐角膜の進行を早めてしまうかもしれません。そう考えると、ガイドラインに書いてあることはあながち慎重すぎるわけではないと思います。

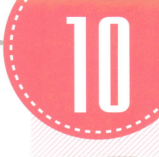

10 円錐角膜に合併しやすい目の病気

緑内障

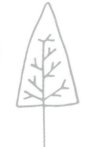

なぜ「緑」が病気の名前につけられたのかについては、いろいろな説があります。

円錐角膜の人はそうでない人に比べて緑内障になりやすいというデータがあります。緑内障というのは眼圧が高くなった結果、視神経に障害が出てくる病気です。眼圧というのは眼球の硬さで、眼圧を測定するためには角膜を圧迫するのにどのぐらいの力が必要かを調べるのです。ところが、円錐角膜の人は普通の人より角膜が薄くて柔らかいために、小さい力で角膜が圧迫されてしまうために眼圧の測定値が実際よりも低く出がちです。ですので、実際に眼圧が上がっていても気づかれにくいのです。職場の健康診断などでたとえ眼圧が高くないと言われたとしても、それだけで緑内障はないと安心するわけにはいきません。眼科医はそういうことも

緑内障のメカニズム

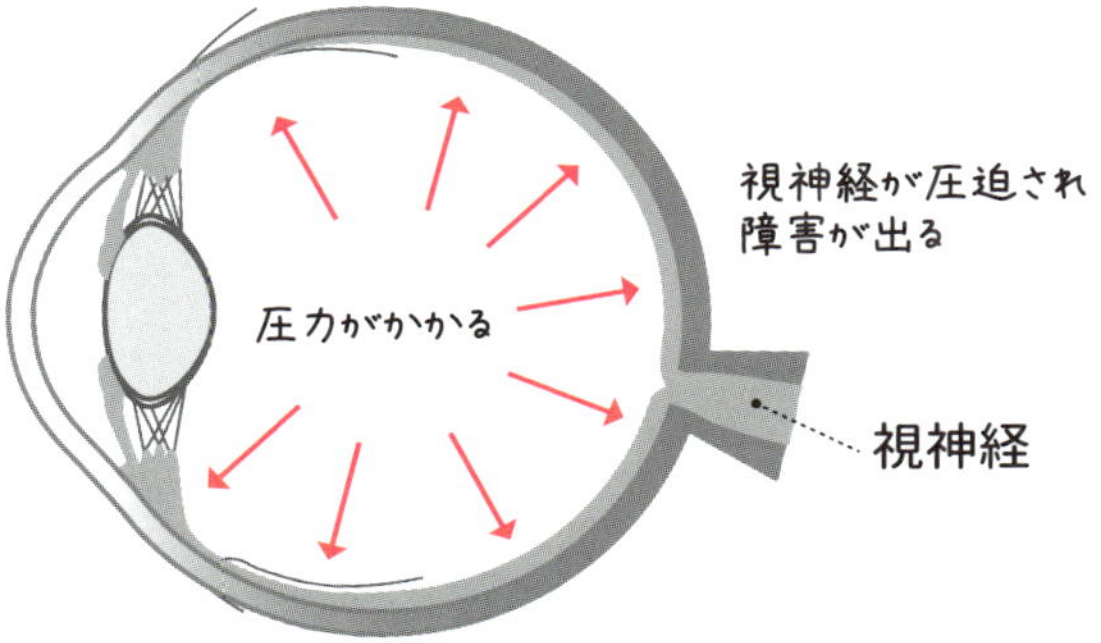

念頭において検査をしています。気になることがあったらこまめに眼科を受診する習慣をつけることです。

白内障は、水晶体が白く濁ってくるため
病気の名前に「白」がついたと考えられています。

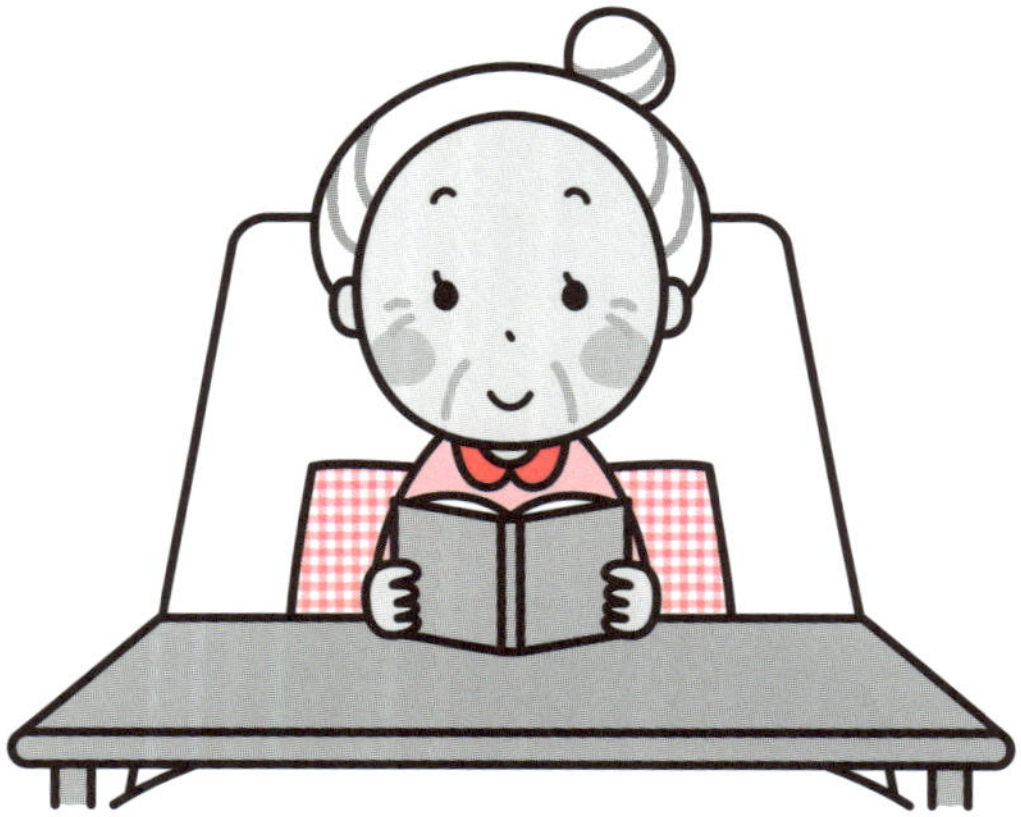

白内障

　白内障は、眼の中の水晶体が濁る病気です。水晶体はユニークな構造をしていて、一生の間に閉じた袋の中で細胞がとてもゆっくり分裂増殖してそのまま溜まっていくようになっています。そのため、若い頃の水晶体は透明で柔らかいのですが、中年以降になってくると袋の中の細胞が増えて、徐々にたんぱく質の密度が濃くなり、古いタンパク質が硬く固まって色がついた状態になってきます。そして、そのために光を通しにくく、また屈折率も変化してきて、眼の中のレンズとしての機能に狂いが出てきてしまうのです。これが白内障の正体ですが、現在では白内障の手術はとても発達して、短い時間で安全に正確に行えるようになってきました。現在では日本全国で行われている白内障手術は年間１００万件以上と推測されています。

　円錐角膜の人も、壮年から老年になると白内障になります。白内障の手術では眼の中に眼内レンズを入れますが、眼内レンズの度数を決める計算式には角膜のカーブを使用します。その

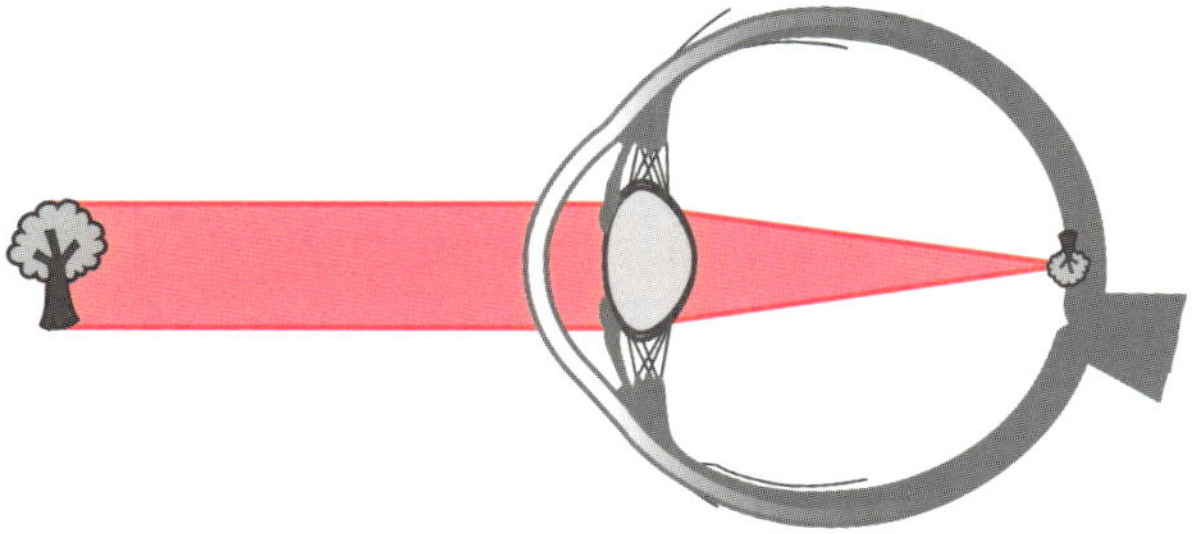

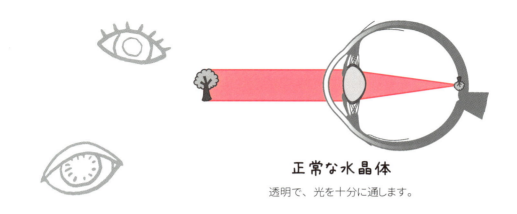

正常な水晶体

透明で、光を十分に通します。

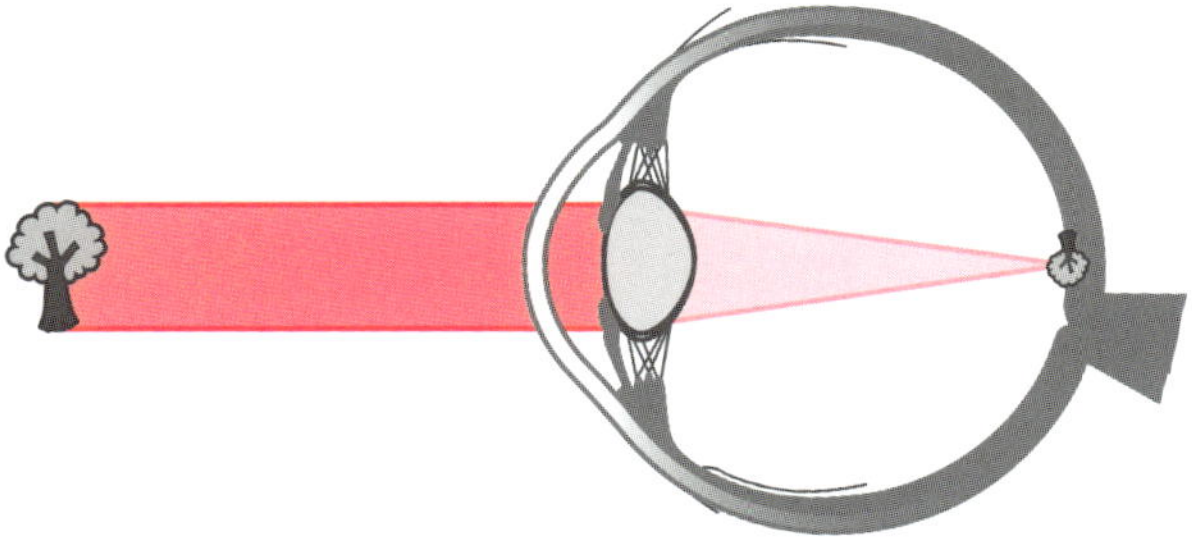

濁った水晶体（白内障）

水晶体が濁り、光が通りにくくなります。

ため角膜のカーブが通常の人と大きく異なる円錐角膜の人では計算がとても難しくなります。普通の人と同じように計算すると度数が大きく狂ってしまうことがありますので、円錐角膜の人が白内障手術を受けるときには必ず角膜形状解析検査の値を加味してもらうか、専用の計算式を用いてもらう必要があります。

11 円錐角膜と健康保険

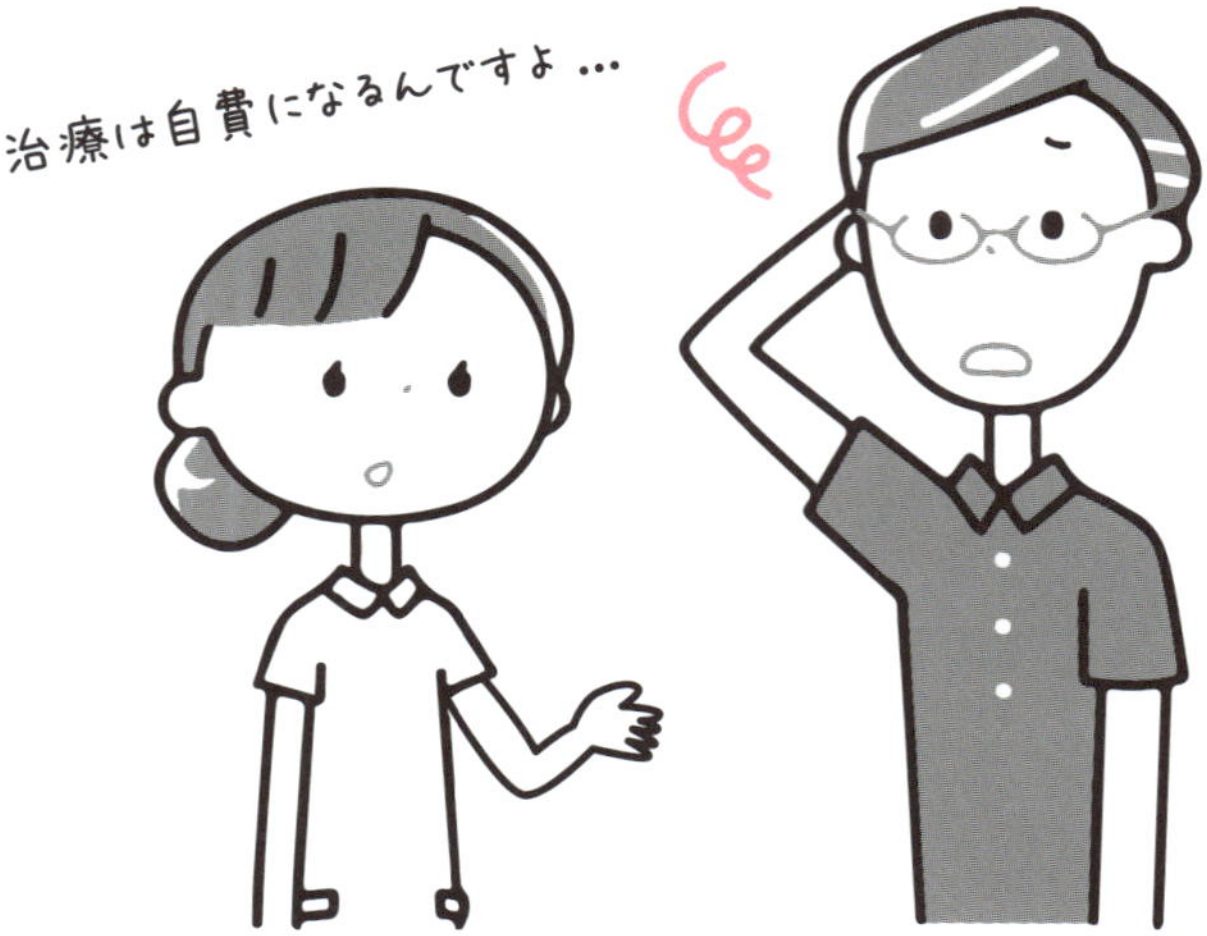

円錐角膜の治療をいろいろ述べてきましたが、角膜移植以外の円錐角膜治療のほとんどは公的な健康保険が適用されません。円錐角膜専用のハードコンタクトレンズは普通のものに比べて高価ですし、進行を止めるための角膜クロスリンキングや矯正のための有水晶体眼内レンズ、角膜内リングなどの手術もすべて保険適用外なので自費で手術を受けざるを得ないことになります。つまり、今のところ円錐角膜の方は経済的に不利な状況におかれていると言わざるを得ません。

円錐角膜の治療が公的健康保険でカバーされていない理由は、まず円錐角膜治療のほとんど

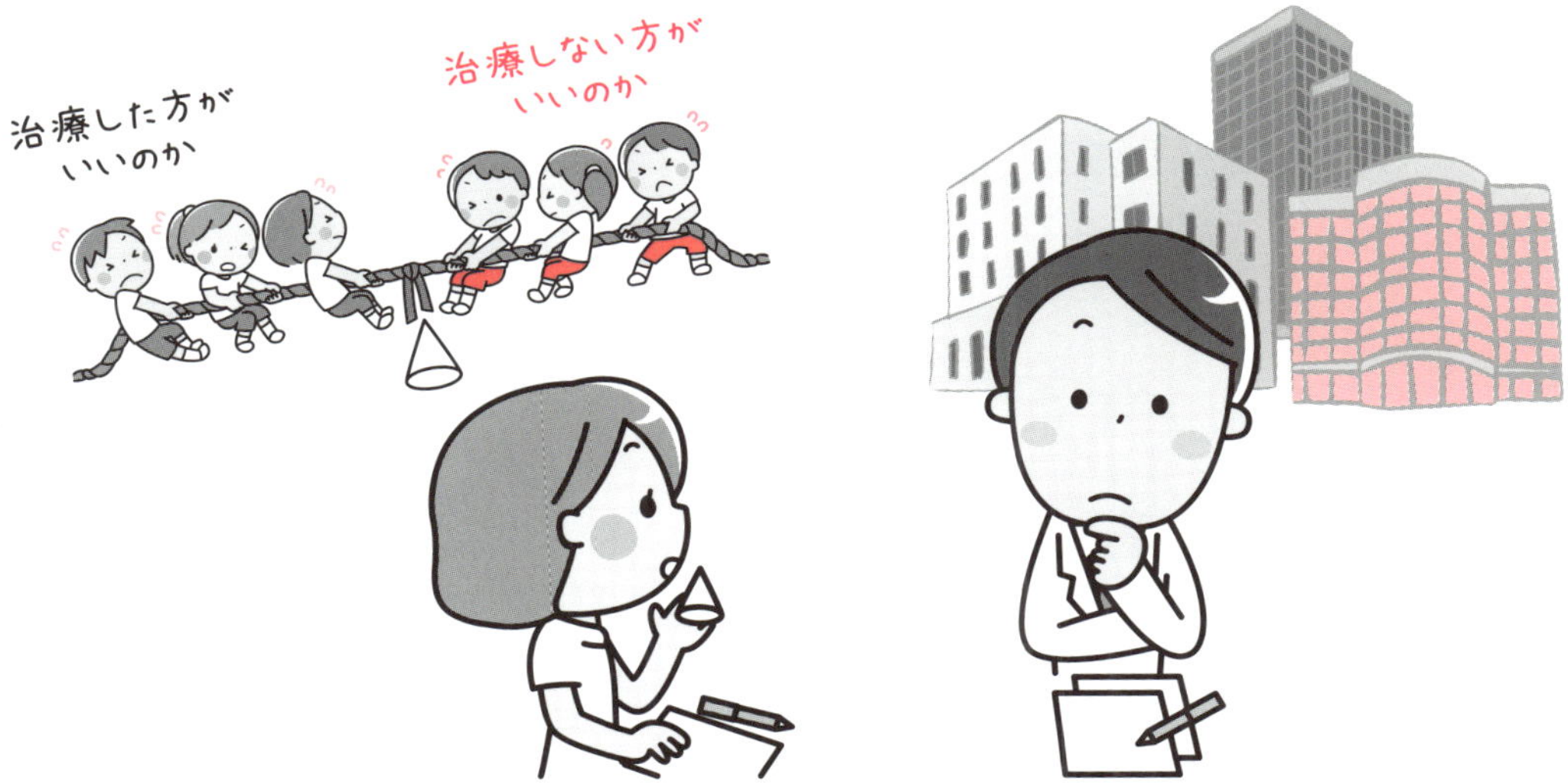
治療した方が
いいのか
治療しない方が
いいのか

が非常に新しい治療であることがあげられます。保険診療になる治療というのはある程度の歴史があり実績が証明されている必要があるのです。そしてもうひとつ、保険診療になるためにはその前の段階でその治療が本当に有効かどうかをしっかりとした臨床研究をして調べたデータが必要なのです。ところが、この臨床研究には非常に大きなお金と手間がかかります。円錐角膜の患者さんは日本全国でもそれほどいないために、企業は大きな金額を投じて臨床研究を行ってもあとでそれを取り戻すほどの収益が見込めません。企業に頼らず医師主導治験という方法で臨床研究を行うという方法もありますが、こちらの場合にもやはり大きなお金が必要なので、結局はスポンサーがみつからないと実行できないというのが現状なのです。現在日本は超高齢化社会になり、高騰する医療費を抑制することが課題になっています。新しい治療が公的健康保険でカバーされるようになるためのハードルは、高いと言わざるを得ません。そういうわけ

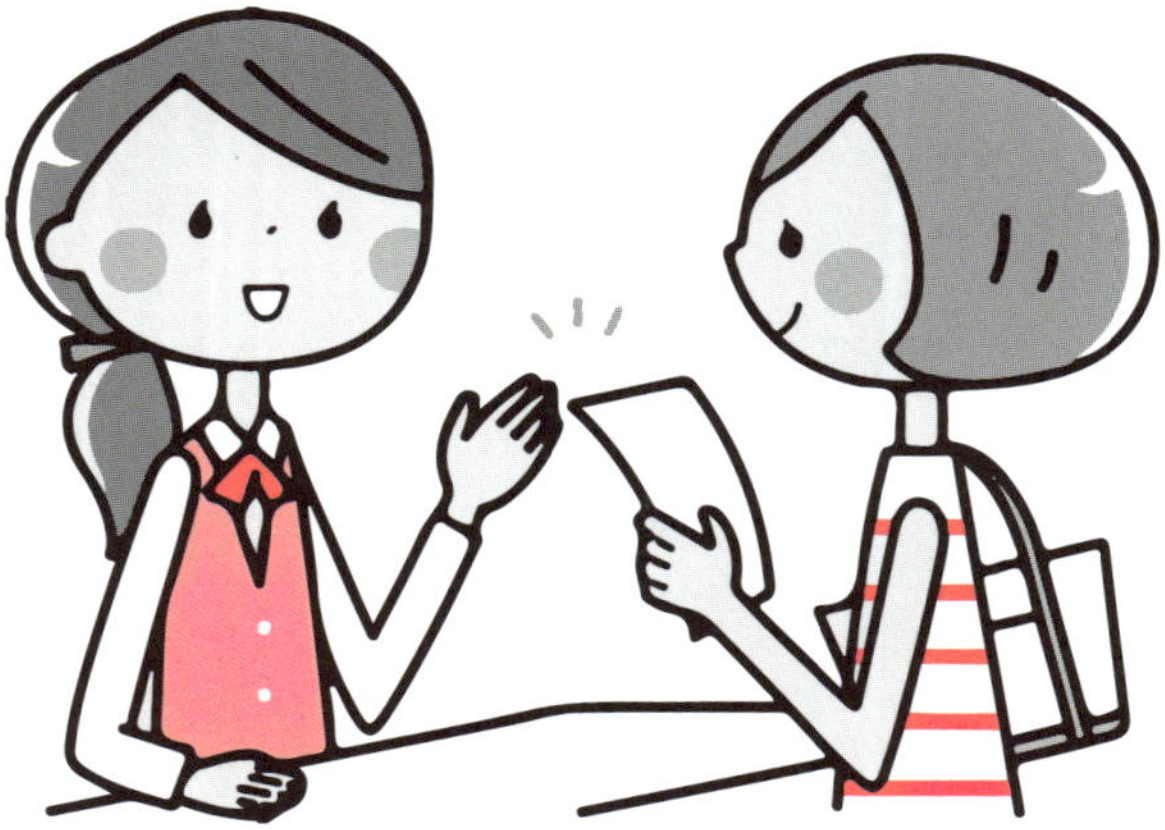

で、近い将来に保険医療になる可能性があるのかどうかは、現時点ではなんとも言えないのです。

しかし、円錐角膜の方が非常に苦労しているということは徐々に知られるようになってきています。最近では円錐角膜の人へのコンタクトレンズ処方に対して補助金を支給してくれる自治体も出てきました。ご自分の住所のある自治体の役所で問い合わせてみてください。

Column
コラム

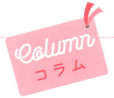

円錐角膜を撲滅するために必要なこと

学校検診で角膜の形を調べる

円錐角膜を早期に発見するには、角膜の形の検査をするのが一番確実です。角膜の形を検査するためには専用の器械が必要ですが、これを中学、高校の学校検診で行うことができれば早期発見の可能性がとても高くなるでしょう。数百人に１人しかいない病気のためにそんな器械を買えるのか？　という意見も出るかもしれませんが、円錐角膜の治療法が角膜移植しかなかった時代と違って、早期発見、早期治療が可能な病気になった以上、効果は大きいと思います。

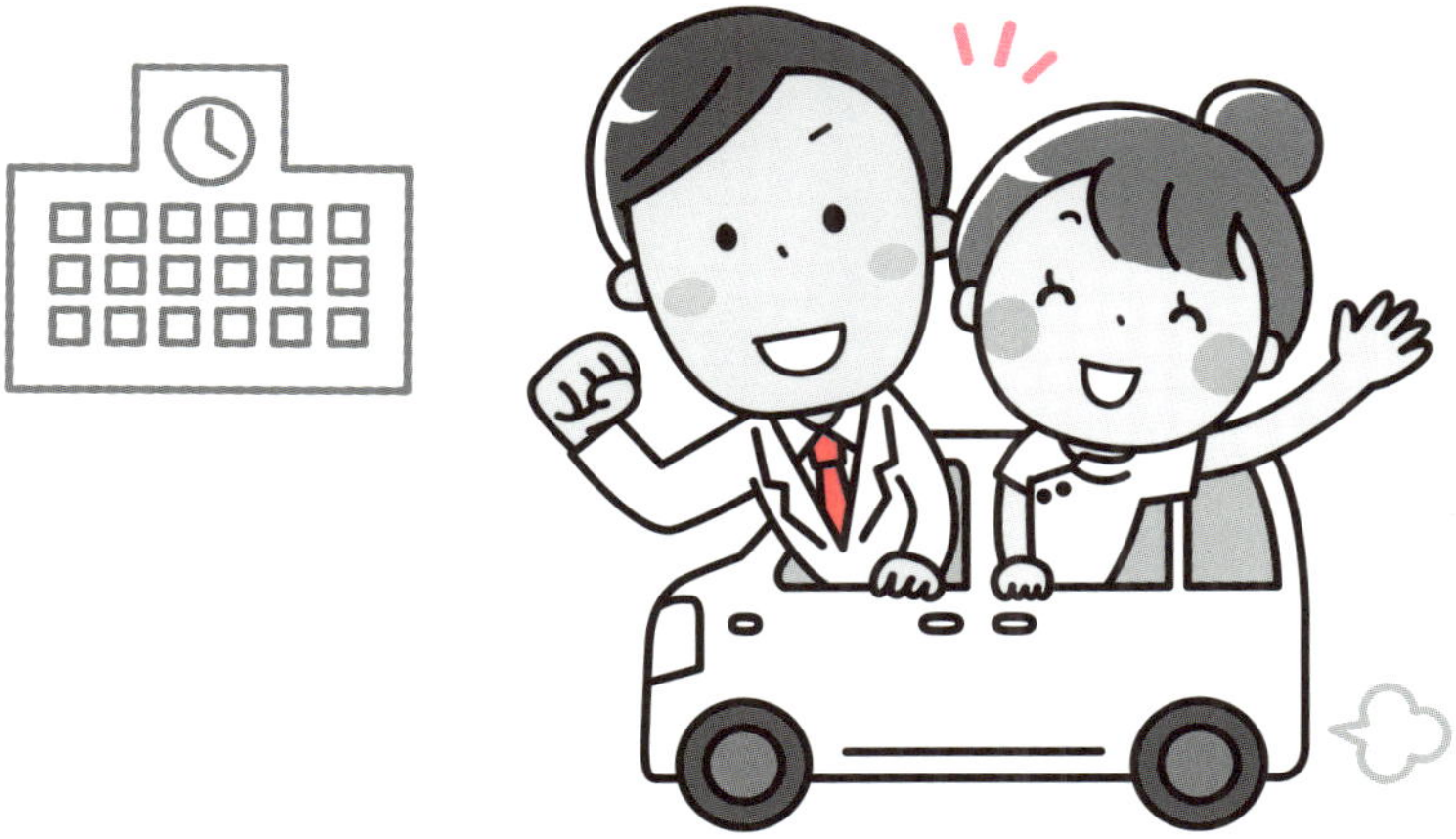

12 円錐角膜と社会

円錐角膜、
いまは治療できる病気です

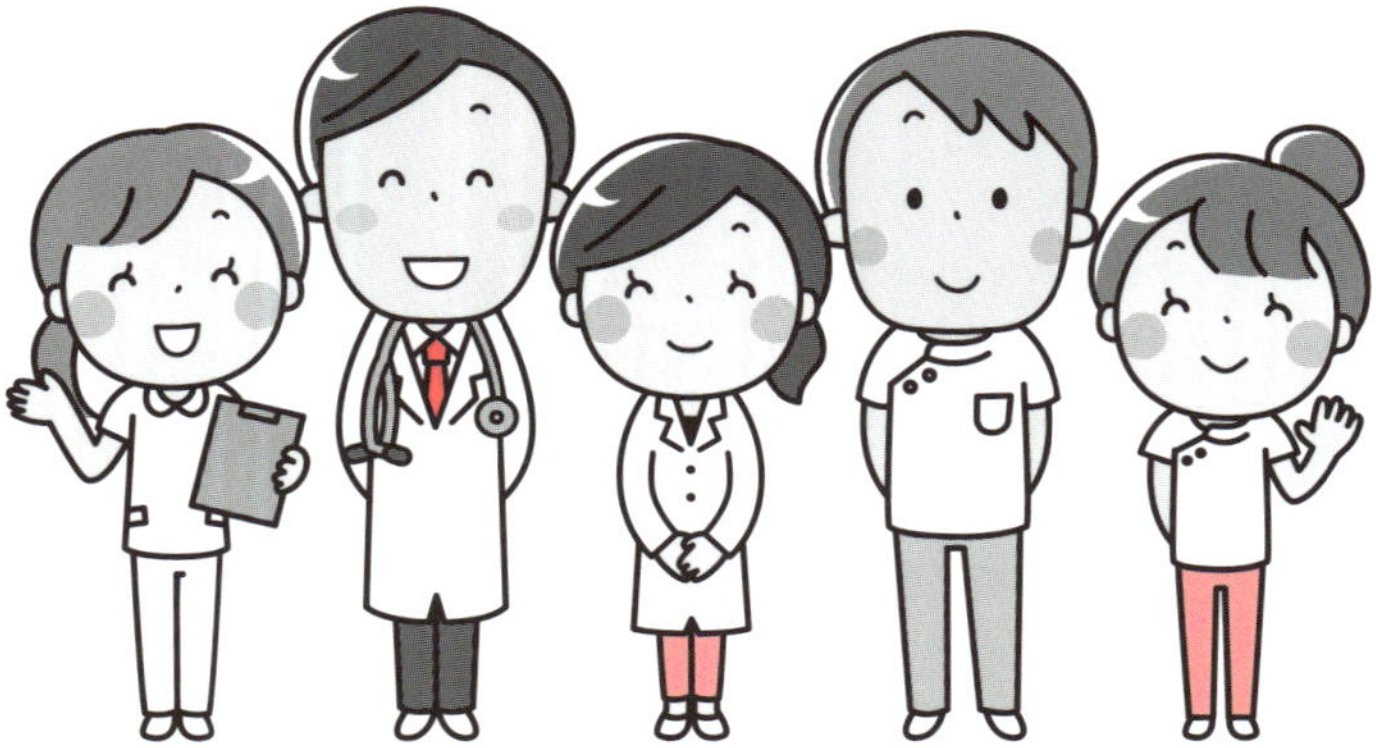

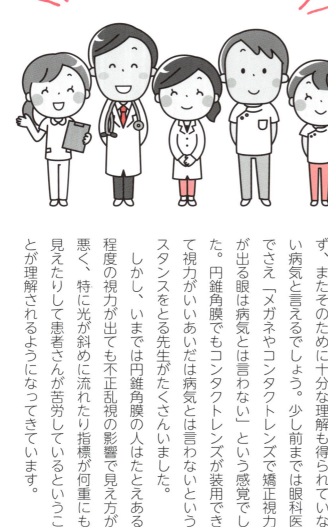

円錐角膜はまだ社会には十分に知られておらず、またそのために十分な理解も得られていない病気と言えるでしょう。少し前までは眼科医でさえ「メガネやコンタクトレンズで矯正視力が出る眼は病気とは言わない」という感覚でした。円錐角膜でもコンタクトレンズが装用できて視力がいいあいだは病気とは言わないというスタンスをとる先生がたくさんいました。

しかし、いまでは円錐角膜の人はたとえある程度の視力が出ても不正乱視の影響で見え方が悪く、特に光が斜めに流れたり指標が何重にも見えたりして患者さんが苦労しているということが理解されるようになってきています。

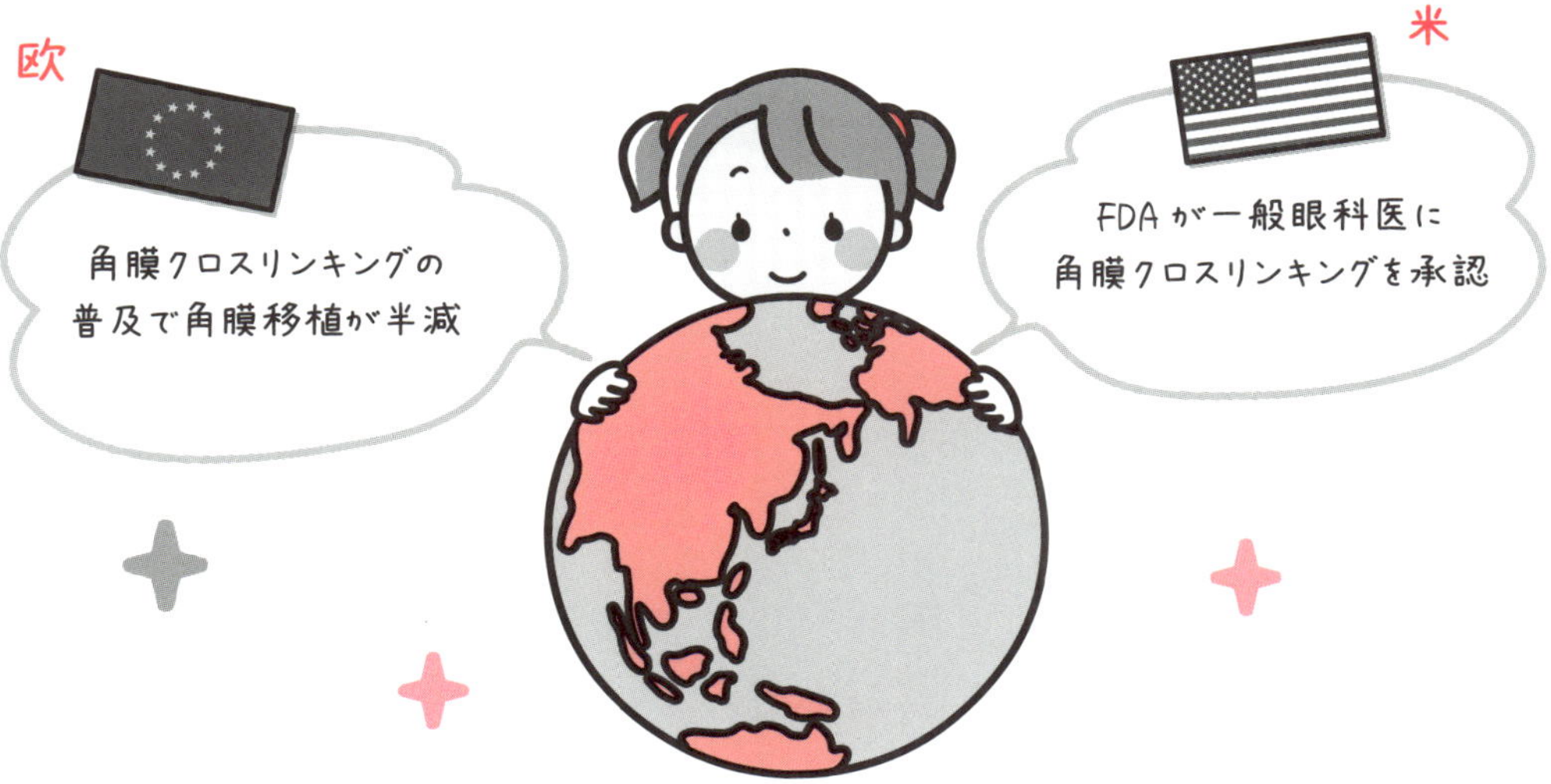
欧
角膜クロスリンキングの
普及で角膜移植が半減
米
FDAが一般眼科医に
角膜クロスリンキングを承認

一方で、先に述べたように、円錐角膜に対する新しい治療が公的な健康保険でカバーされる見込みはまだみえてきません。普段、円錐角膜の患者さんの診療をしていてとても強く感じるのは、角膜クロスリンキングは円錐角膜が重症化するのを防ぐとても良い治療なのに、罹患人口が少ないことやその他の要因で承認を得られる状態にならず、そのために日本国内ではなかなか広まらないということです。角膜クロスリンキングは海外ではすでに30万件以上行われたと推測されており、特にヨーロッパ諸国では多くの施設が角膜クロスリンキングを行っています。そして、角膜クロスリンキングの普及に伴い、円錐角膜で角膜移植を受けた患者さんの数がこの10年間に半減したとするデータが続々と出てきています。また、アメリカでは長いあいだ食品医薬品局（ＦＤＡ）が角膜クロスリンキングの効果と安全性に関する臨床研究を行っていて、研究が終わるまでは一般眼科医には角膜クロスリンキングを行うことは許可されていま

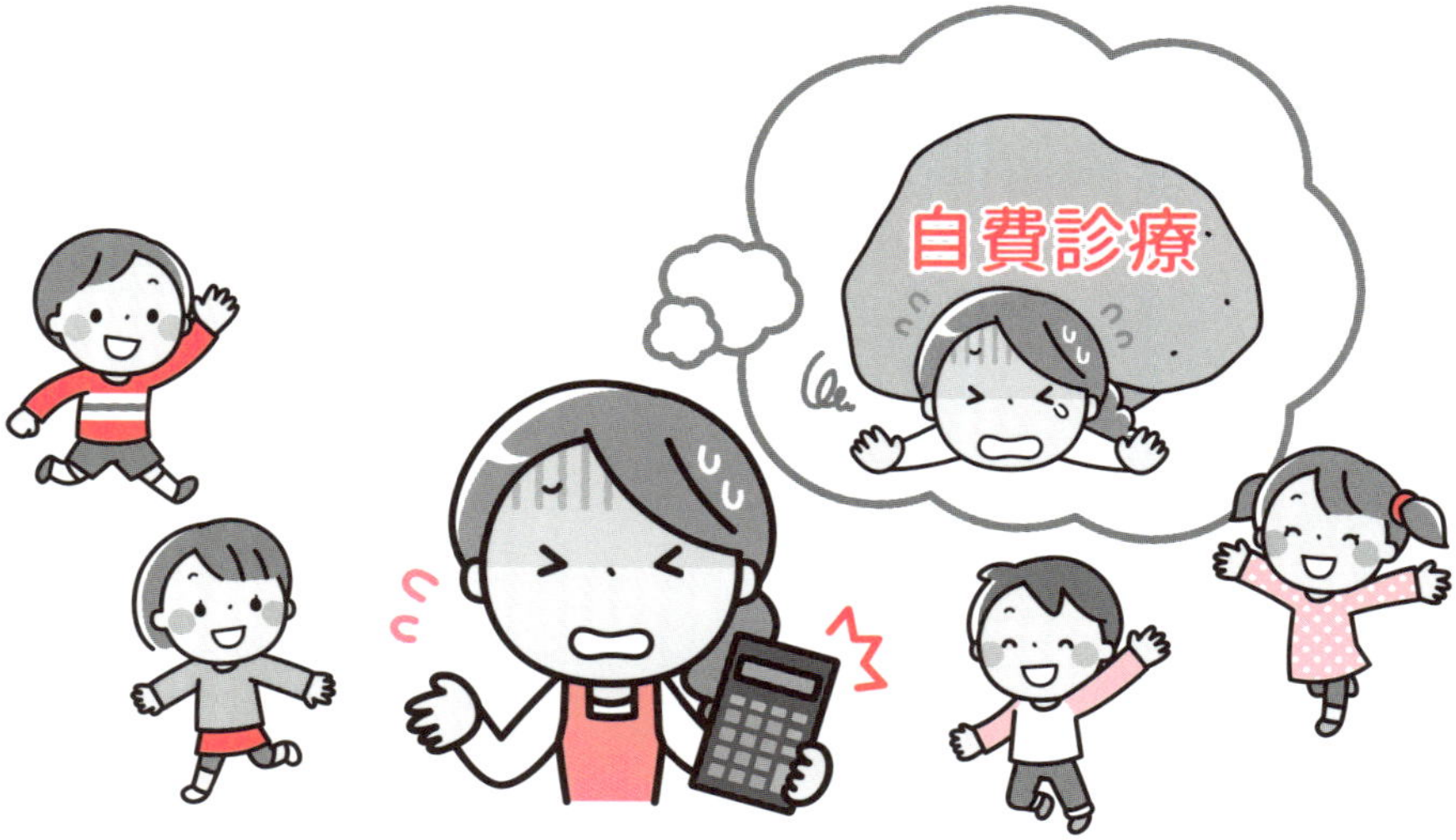

せんでした。しかし、2016年にFDAは臨床研究の成績から角膜クロスリンキングを有効で安全な治療として承認し、一般の病院の眼科医も角膜クロスリンキングを行うことができるようになりました。その後の1年間で少なくとも1万5千人以上の患者さんがアメリカでも角膜クロスリンキングを受けたと聞いています。

これに対して、日本では2019年現在クロスリンキングを受けた円錐角膜患者さんの数は累積でおおよそ1，500人程度と推測されており、これは医療大国、経済大国としてはちょっと寂しい現状といえます。また、自費診療しか選択肢がないとすると、収入が低い世帯の子供が円錐角膜になった場合、お金が足りなくて治療が受けられず円錐角膜が重症化するということになりかねません。そんなことはあってはならないことだと思います。そのためには私たち医師ももちろん努力する必要がありますが、患者さん同士にもお互いに助け合うようなシステムがあってもいいのではないでしょうか。

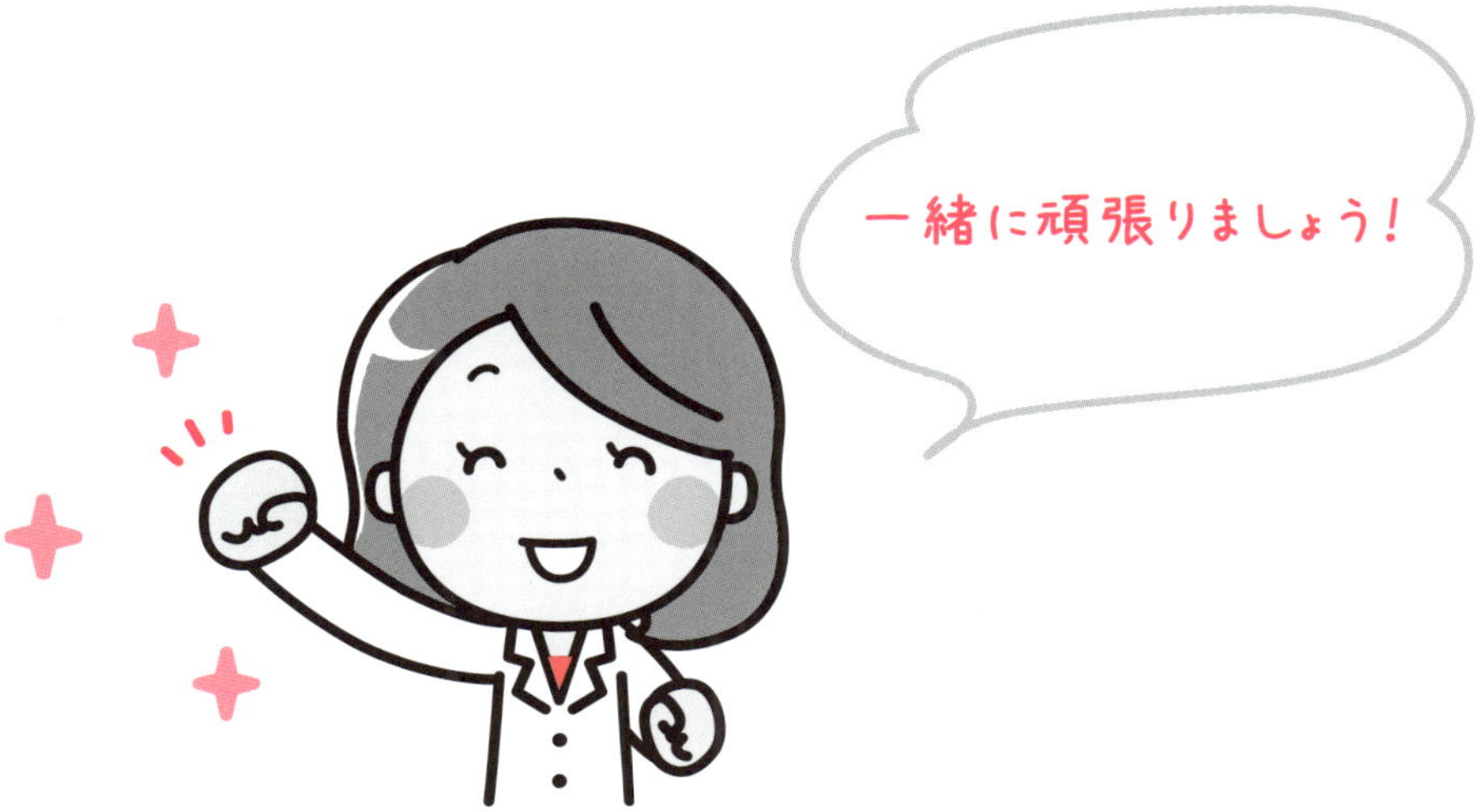

アメリカにはNational Keratoconus Foundation（NKCF、https://www.nkcf.org）という団体があります。これは円錐角膜の人のために病気に関する情報を提供したり、円錐角膜を診療できる医療機関リストを発行したりイベントを行ったりしている団体です。アメリカの学会に行くと、NKCFの主催で世界の円錐角膜の専門家が集まるミーティングが開催されて、そこで今話題になっているトピックスや論文になっていないような新しい情報を入手したりすることもできます。アメリカではこのような団体の活動が社会に対して非常に大きな影響をもたらしてることを感じます。日本でもこのような団体ができるなどして、市民の方から円錐角膜治療の発展をサポートするような動きが出てくれると良いのではないかとも思います。

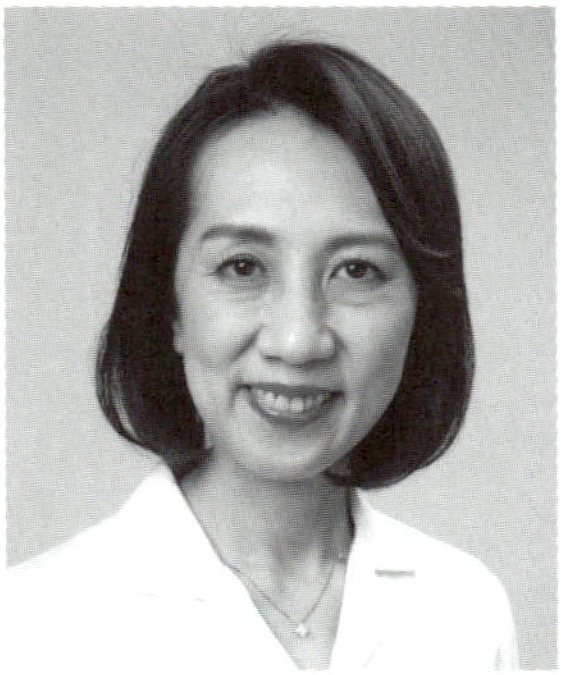

加藤 直子（かとう なおこ）

石川県金沢市出身。1990年金沢大学医学部医学科卒業。同大学院在籍中に、Erlangen-Nürnberg 大学眼科に留学し、眼病理を学ぶ。大学院修了後、東京歯科大学市川総合病院眼科研究員、日本医科大学武蔵小杉病院眼科助教、防衛医科大学校眼科講師、埼玉医科大学眼科准教授を経て、2018年より南青山アイクリニックに勤務。慶應義塾大学医学部眼科非常勤講師、東京歯科大学市川総合病院眼科非常勤講師、埼玉医科大学医学部眼科客員准教授、横浜市立大学医学部眼科客員准教授を兼任。

円錐角膜治療を行っている医療機関

円錐角膜及びその類縁疾患の実態調査，病態の解明，診断，予防，治療の向上などを図ることを目的とする「円錐角膜研究会」のウェブサイトに，円錐角膜治療を行っている医療施設の一覧が掲載されています。受診を希望される方は，下記のURLから確認してみてください。

http://keratoconus.jp/about_kc/facilities.html

デザイン　株式会社オセロ　吉成 美佐
イラスト　麦
編　　集　御所 美紀子

それって円錐角膜かもしれません

2019 年 10 月 25 日発行
2019 年 12 月 21 日第 2 刷

著　　者　加藤 直子

発 行 者　須永 光美
発 行 所　ライフサイエンス出版株式会社
〒 105-0014 東京都港区芝 3-5-2
TEL　03-6275-1522（代）FAX　03-6275-1527
http://www.lifescience.co.jp/
印 刷 所　広研印刷株式会社

Printed in Japan
ISBN 978-4-89775-400-0 C0047